技能型紧缺人才培养培训教材

全国卫生职业院校规划教材

供中职护理、涉外护理、助产、检验、药学、药剂、卫生保健、康复、口腔医学、口腔工艺技术、医疗美容技术、社区医学、眼视光、中医、中西医结合、影像技术、农村医学等专业使用

营养与膳食

（第二版）

主　编　魏玉秋　左　强

副主编　江海东　周　轩

编　者　（按姓氏汉语拼音排序）

杜　宏	临沧市卫生学校	韦　敏	玉林市卫生学校
富淑芳	太原市卫生学校	魏玉秋	朝阳市卫生学校
江海东	惠州市卫生学校	邢晓媛	廊坊市卫生学校
匡运韵	四川省卫生学校	原红兵	长治市卫生学校
刘　鹏	曲阜中医药学校	周　轩	河池市卫生学校
苏　英	宿州卫生学校	左　强	红河州卫生学校
王丽萍	阳泉市卫生学校		

科学出版社

北　京

内容简介

本套规划教材强调适应中等卫生职业教育、教学的发展趋势，体现"以就业为导向，以能力为本位，以发展技能为核心"的职业教育培养理念。理论知识强调"必需、够用"，强化技能培养，突出实用性，真正体现以学生为中心的教材编写理念。内容包括绪论、热能与营养素、不同生理人群的营养、各类食物的营养价值、合理营养及评价、安全食品与食品科学、医院膳食、常见疾病的营养等基本知识，并特在每一章正文内容之外设引言、链接、案例、考点、小结、自测题，在书后附实习、自测题参考答案、大纲，并配课程全部教学内容的 PPT 课件。正文中插有大量的图片，易懂、趣味性强。附录中的中国居民膳食营养素参考摄入量和常用食物成分表可供学习时查阅。为了提高教材的品质及内容的表现力，增强可读性，本套教材以双色出版。

本教材适合中高职护理、涉外护理、助产、检验、药学、药剂、卫生保健、康复、口腔医学、口腔工艺技术、医疗美容技术、社区医学、眼视光、中医、中西医结合、影像技术等专业使用，也可供临床营养师培训及营养爱好者阅读。

图书在版编目(CIP)数据

营养与膳食 / 魏玉秋，左强主编．—2 版．—北京：科学出版社，2012.4

技能型紧缺人才培养培训教材　全国卫生职业院校规划教材

ISBN 978-7-03-033729-0

Ⅰ. 营…　Ⅱ. ①魏…　②左…　Ⅲ. ①营养学-职业教育-教材　②膳食-食物营养-职业教育-教材　Ⅳ. R151

中国版本图书馆 CIP 数据核字(2012)第 037154 号

责任编辑：秦致中 / 责任校对：林青梅
责任印制：刘士平 / 封面设计：范璧合

科 学 出 版 社 出版
北京东黄城根北街 16 号
邮政编码：100717
http://www.sciencep.com

新科印刷有限公司 印刷
科学出版社发行　各地新华书店经销

2007年12月第　一　版　开本：787×1092 1/16
2012年4月第　二　版　印张：9 3/4
2015年6月第 十 六 次 印刷　字数：228 000

定价：25. 00 元
(如有印装质量问题，我社负责调换)

前　言

　　本教材属于技能型紧缺人才培养培训教材、全国卫生职业院校规划教材,供中高职护理专业及其他相关专业教学使用。

　　本教材编写体现了"以就业为导向,以能力为本位,以发展技能为核心"的职业教育培养理念,理论知识强调"必需、够用",强化技能培养,突出实用性,真正体现以学生为中心的教材编写理念。内容包括绪论、热能与营养素、不同生理人群的营养、各类食物的营养价值、合理营养及评价、安全食品与食品科学、医院膳食、常见疾病的营养等基本知识,特在每一章正文内容之外设引言、链接、案例、考点、小结、自测题,在书后附实践、自测题参考答案、大纲,并配课程全部教学内容的PPT课件。正文中插有大量的图片,易懂、趣味性强。附录中的中国居民膳食营养素参考摄入量和常用食物成分表可供学习时查阅。为了提高教材的品质及内容的表现力,增强可读性,本套教材以双色出版。

　　本教材的编写得到科学出版社和各参编教师所在学校的大力支持,在此一并致谢! 同时,感谢本教材第一版编委陈均、刘定梅、袁泉、王红、谢冬媛老师所做的工作。

　　由于编写水平有限,教材难免存在不妥之处,衷心希望广大师生和读者批评指正。

编　者

2012 年 1 月

目　　录

第1章

绪 论

人类作为地球上最成功进化的生物,站在了食物链的顶端。作为地球的占有者、领导者和保护者,人类也一直为生存和繁衍不懈地努力着。保证健康、延长寿命始终是人类共同追求的目标。从古至今人们一直试图寻找长生不老的方法和药物。然而,经过千百年的总结和积累,人类终于认识到,合理的营养与膳食是健康长寿最基本的手段和最有效的方法。

案例1-1

1593年,在英国海军中流行一种莫名其妙的疾病,患者全身软弱无力,肌肉关节疼痛难忍,牙龈肿胀出血。为稳定军心,避免这些患者病死在船上,一些病情严重的患者被强行送到荒岛上。这些置身于荒岛的患者饥饿难忍,只得用野草充饥。然而奇迹出现了——这些绝望的患者数天后却不治自愈,奇迹般地康复了。

问题: 1. 这些海军患了什么病?

2. 为什么野草可以让这些患者不治自愈?

3. 从以上案例中我们能得到什么启示?

第1节 营养学的基本概念

一、营养与膳食的含义

营养是人体摄取、消化、吸收和利用食物中营养素维持生命活动的整个过程,也是人类通过摄取食物以满足机体生理需要的生物学过程。也有人简单地说,营养是人类的摄食过程。

营养素是指食物中含有的能维持生命、促进机体生长发育和健康的化学物质。目前已知必需的营养素有40余种,概括为七大类:蛋白质、脂肪、糖类(碳水化合物)、无机盐(包括微量元素)、维生素、水和膳食纤维。蛋白质、脂类和糖类因为需要量多,在膳食中占的比重较大,称为"宏量营养素";矿物质和维生素因需要量少,在膳食中占比重较小,称为"微量营养素"。矿物质又分常量元素和微量元素,常量元素在人体内含量较多,微量元素在人体内含量较少。

膳食是指经过加工、烹调处理后的食物,即把食物加工成人们进食的饭食。各种食物经过合理的搭配和烹调加工成为人们接受的膳食。膳食不仅含有人体所需的各种营养素,而且还应满足人们的食欲要求和卫生要求。因此,营养与膳食是一个问题的两个方面,最根本的目的是向人们提供合理的营养和平衡的膳食。

营养与膳食是研究膳食、营养素及其他食物成分对健康影响的科学。其研究内容包括:营养素及其他成分在人体中消化、吸收、利用与排泄的过程及其对人体的健康、疾病的作用,营养素之间的相互作用和平衡,营养素需要量和营养素摄入量,营养缺乏病和营养相关慢性

考点:营养与营养素的概念

1

病的预防和营养治疗,特殊人群和特殊环境下的营养,食物的营养素保存和营养素强化,植物化学物和保健食品,社区营养管理和营养教育,食物营养政策和营养法规等。

二、营养素的需要量及供给量

（一）营养素的需要量

营养素的需要量是指维持机体正常生理功能所需要的各种营养素的数量。低于或高于需要量,都将对机体产生不利影响。由于每个人的生理状况、劳动强度和环境条件的不同,对营养素的需要量也不相同,即使处在同一状态的不同个体,需要量也有差异。

（二）营养素的供给量（RDA）

RDA是指在身体正常生理需要的基础上,按照食物生产和饮食习惯的情况而规定的适宜数量。供给量是针对群体而言,是在需要量的基础上,为确保满足群体中绝大多数个体需要而提出的一个较安全的数量。由于存在个体差异,供给量比需要量更充裕。

（三）营养素参考摄入量（DRIs）

DRIs是在营养素供给量（RDA）的基础上发展起来的一组每日平均膳食营养素摄入量的参考值,包括以下四个指标。

1. 平均需要量（EAR）　是某一特定性别、年龄及生理状况群体中50％个体需要量的摄入水平。这一摄入水平不能满足群体中另外50％个体对该营养素的需求。

2. 推荐摄入量（RNI）　相当于传统上使用的RDA,是可以满足某一特定性别、年龄及生理状况群体中绝大多数（97％～98％）个体需要量的摄入水平。长期摄入RNI水平,可以满足身体对该营养素的需求,保持健康和组织中有适当的储备。

考点：营养素的需要量、供给量及参考摄入量

3. 适宜摄入量（AI）　是通过观察和实验获得的健康人群某种营养素的摄入量。在个体需要量的研究资料不足不能求得RNI时,可用适宜摄入量（AI）来代替。

4. 可耐受最高摄入量（UL）　是平均每日可以摄入某营养素的最高量。高于这一数量,可能会给机体带来危害。

第2节　营养学发展简史及在医学中的地位

一、营养学发展简史

人类是在漫长的生活实践中对营养逐渐由感性认识上升到科学认识的。由于营养过程是人体的一种最基本生理过程,从关怀人们生理的角度出发一开始就注意了营养学的研究,因而营养学是一门很古老的科学。几乎从有文字记载的历史时期开始,人们就发现了营养这一基本生理过程。早在两千多年前,我国的医书《黄帝内经·素问》即总结出"五谷为养、五果为助、五畜为益、五菜为充"科学的配膳原则,确切地指出配制正常人合理膳食所需的食物及各类食物在膳食中的地位。五谷杂粮供给人类热能以养生;动物性食品供给动物蛋白质以补充主食之不足,有益于健康;水果生食以供给易破坏的维生素辅助饮食其他成分;蔬菜可供给无机盐、维生素以及膳食纤维,有充盈的作用。这对指导当时人们的合理膳食起到了重要作用,而这些思想依然为现代人所用。

现代营养学起源于19世纪末叶,整个19世纪到20世纪初是发现和研究各种营养素的鼎盛时期。基础营养侧重从生物科学和基础医学角度揭示营养与机体间的一般规律。从19

世纪中叶开始,经过长期探索人们逐渐认识到蛋白质、脂肪、糖类、矿物质以外的营养素,即维生素的生理作用。对微量元素的大量研究始于 20 世纪 30 年代,当时世界一些地方出现原因不明的人畜地区性疾病,经研究认为与微量元素有关。如 1931 年发现人的氟斑牙与饮水中氟含量过多有关,1937 年发现仔猪营养性软骨障碍与锰缺乏有关等。从此,揭开了微量元素研究的热潮。在以后的 40 年间,铜、锰、硒、锌等多种微量元素被确认为是人体所必需的微量元素。

第二次世界大战以后,生物化学及分子生物学的发展为探索生命奥秘奠定了理论基础,分析技术的进步又大大地提高了营养学研究的速度和有效性。酶、维生素及微量元素对人体的重要作用不断地得到深入揭示,营养与疾病、营养与美容的关系也得到进一步阐明。营养科学进入了立足于实验技术科学的鼎盛时期。对营养科学规律的认识也是从宏观转向微观、更微观方向发展。以分子营养学的研究手段阐述各种营养相关疾病的发病机制,探讨营养素与基因间的相互作用,并从分子水平利用营养素预防和控制这些相关疾病,已成为 21 世纪营养学的又一研究热点。

近年来,对基础营养的研究又有许多新的进展,例如对膳食纤维的生理作用及其预防某些疾病的重要性逐渐被认识。对多不饱和脂肪酸特别是 n-3 系列的 α-亚麻酸及其在体内形成的二十碳五烯酸(EPA)和二十二碳六烯酸(DHA)的研究越来越受到重视,α-亚麻酸已被许多学者认为是人体必需的营养素。叶酸、维生素 B_{12} 和维生素 B_6 与出生缺陷及心血管疾病病因关联的研究已深入到分子水平。维生素 E、维生素 C、β-胡萝卜素及微量元素硒、锌、铜等在体内的抗氧化作用及其机制的研究已成为当前热点。微量元素、维生素等营养物质对人体美容的影响也日渐深入。

营养素生理功能研究进展,说明了它已经不仅仅是具有预防营养缺乏病的作用。膳食、营养与一些重要慢性病(癌症、心脑血管病、糖尿病等)及人体美容的关系已成为现代营养学的一项重要内容。越来越多的研究资料表明,营养与膳食因素是这些疾病的重要病因或预防和治疗这些疾病的重要手段。如高盐可引起高血压;蔬菜和水果对多种癌症有预防作用;叶酸、维生素 B_6 和维生素 B_{12}、同型半胱氨酸与冠心病的关系;食物的血糖生成指数与糖尿病的关系等。这些方面的研究还在不断发展。另外一些研究表明,癌症、高血压、冠心病、糖尿病乃至骨质疏松症等疾病的发生和发展都与一些膳食因素有关,尤其是由于营养不平衡而导致的肥胖,则是大多数慢性病的共同危险因素。还有些研究表明,缺乏维生素 E、维生素 C、β-胡萝卜素及微量元素硒等与人体皮肤色斑形成有一定关系。所以,世界卫生组织强调,在社区中用改善膳食和适当体力活动为主的干预方式来防治多种主要慢性病是很有道理的。

在食物成分方面,除营养素以外,近年来食物中的非营养素生物活性成分成为研究热点。这是因为有些流行病学观察结果难以用营养素来解释,如蔬菜、水果对癌症的预防作用,难以用所含的维生素和矿物质来解释;同时,有越来越多的动物实验结果和一些流行病学研究资料表明这些成分具有重要功能。目前,最受重视的有:茶叶中的茶多酚、茶色素;大蒜中的含硫化物;蔬菜中的胡萝卜素及异硫氰酸盐;大豆中的异黄酮;蔬菜和水果中的酚酸类;魔芋中的甘露聚糖以及姜黄素、红曲等。如果再加上一些药食两用食品以及保健食品中的人参皂苷、枸杞多糖、灵芝多糖等,则已形成了一大类不同理化性质和生理、生化功能的营养成分。这些成分中的大多数具有不同强度的抗氧化作用和免疫调节作用。有较多动物实验和少数流行病学研究表明这些成分对心血管病和某些癌症具有防护作用。尽管目前还没有可靠的流行病学证据表明从一般膳食中摄入的这些成分的量确实对健康有促进作用或对某些慢性病有防护作用,但是多数学者认为这一新领域无论在理论上还是在实际应用上均具有广阔的前景。

经过长期的实践与发展,营养学已发展成为人类营养学、公共营养学、预防营养学与临床营养学等分支学科。随着分子生物学与临床医学的迅速发展,营养学的一些新领域正在不断拓展,如美容营养、分子营养、完全胃肠外营养、营养与癌症、营养与机体的抗氧化延缓衰老等。

营养学的进展和成果只有被广大民众了解和应用后才能发挥更大作用,为了指导民众合理地选择和搭配食物,世界各国都制定了膳食指南。膳食指南的内容随着营养学的研究进展而不断修改。

现代营养学在我国也有了飞速发展,并取得了显著成就。特别是在 20 世纪 80 年代我国先后组织了两次全国性的营养调查,全面了解了我国居民的基本营养状况,制定并修改了我国居民膳食指南,提出我国营养改善计划,重新制定了我国居民膳食营养素参考摄入量标准,并使我国营养学队伍不断发展壮大。目前,营养学在预防医学、临床医学、卫生保健学、康复医学中都发挥着重要作用。

然而,要真正做到改善国民营养、增强全民体质和预防疾病,除了政府制定和颁布有关的政策、法规和标准以外,全民的参与是十分重要的。因此,广泛开展营养宣传教育,将营养改善作为健康促进的一项重要内容具有十分重要的意义。当前,我国面临着两方面性质全然不同的营养问题:一方面是营养不良和营养缺乏的问题还没有得到根本解决;微量营养素(如铁、维生素 A、碘、锌)以及钙的缺乏也还比较普遍,即使在城市中,儿童、孕产妇、老年人的缺铁性贫血仍不容忽视。另一方面已经出现了由于营养不平衡和体力活动不足所致的肥胖和一些主要慢性病(癌症、心脑血管病、糖尿病等)的上升,在城市和富裕的农村尤为明显。这是我国现阶段在营养工作中面临着的双重挑战。我们相信,只要有政府的重视,营养工作者的努力,以及广大人民的积极参与,在一段时间内将会取得可喜的成绩。营养平衡的膳食不仅提高身体素质,还是人们美容不可缺少的要素。随着社会的发展、物质的丰富,营养研究也将成为 21 世纪的热点课题。

二、营养学在医学中的地位

随着我国社会经济、科技、文化的发展和医学的不断进步,未来的卫生服务已不是单纯的治疗服务,而是集治疗、预防保健和社会医学服务于一体的综合性服务。21 世纪的中国卫生事业将是以预防保健为主,具有中国特色的社会主义卫生事业。因此,预防医学将成为医学发展的重点学科,营养与膳食是预防医学范畴中的重要学科之一,也面临着新的发展前景。"中国 2000 年预防保健战略目标"重点强调了预防疾病,增进人群健康和提高生命质量的问题。本学科研究的内容就涉及人的生长、发育、健康和长寿相关的问题。

人从胚胎期开始到生命终止的整个生命过程都需要营养供给,因此,营养是维持生命的物质基础。人们每天通过进食吸取身体所需的各种营养素,以保障正常的生长发育和从事各种社会活动的需要。人体需要的营养素约有几十种,概括为七大类:蛋白质、脂类、糖类、维生素、无机盐、水和膳食纤维。各种营养素都有独特的营养功能,一种营养素可兼有几种生理功能,各种营养素的生理功能可归纳为构成身体细胞、组织,供给热能和调节生理功能。

随着科学的发展,人们逐渐掌握了生、老、病、死的规律,更加明确营养在生命过程中的重要作用,认识到合理营养不仅能提高一代人的健康水平,而且关系到改善民族素质,造福子孙后代。反之,如果营养失调,营养过剩或不足都会给健康带来不同程度的危害。如饮食无度,营养过剩可导致肥胖症、糖尿病、胆石症、动脉硬化、高血压及心脑血管疾病,还可成为某些肿瘤和多种疾病的诱因。营养缺乏或不足所产生的影响也很复杂,涉及优生、优育、免疫功能、预期寿命和劳动能力等各个方面。如孕期营养不良可导致早产、流产,甚至畸胎、死胎。婴幼儿营养不良,可体格瘦弱,智力发育不良,患病率和病死率增高。合理营养可促进婴幼儿及儿童、青少年的生长发育,改进成年人的健康状况,使人精力充沛,体格健壮,生产、工作效率提高,对疾病的抵抗力增强,并可使壮年期延长,防止过早衰老,从而延长寿命。世界卫生组织将合理营养定为保证健康的四大基石(心理健康、体育锻炼、合理营养、健康生活行为)之一,营养与膳食在医学中的作用和地位正在不断提高。

随着护理科学的发展,护理学由简单的医学辅助学科发展成为现代独立的护理学,而营养护理在护理工作中占有重要的地位。通过营养护理的支持,大大加强了临床治疗效果,成为临床综合治疗的重要组成部分。由于营养护理的努力,明显改善了患者的营养状况,增强其抗病能力,纠正体内代谢紊乱,减轻了患病器官的负荷,有效地提高了治愈率和明显地缩短了疾病的病程。

食品卫生对人体健康的影响更加直接和重要,食品受到污染可引起食物中毒、肠道传染病和寄生虫病,还可引起急、慢性中毒,并带来潜在性危害。随着工农业生产的发展,食品的污染问题日益严重,如何防止和消除这些危害是当前食品卫生工作的重要内容。因此,营养与膳食直接关系着人民的健康,它在医学中占有极其重要的地位。

第3节 营养与健康的关系

随着医学科学的发展,营养与健康的关系已越来越被人们所认识,合理营养对保证社会人群健康、增强国民体质、提高机体的抗病能力和劳动效率、降低发病率和病死率以及延长人类寿命均有重要作用。

一、合理营养与健康

(一)促进生长发育

生长是指细胞的繁殖、增大和细胞间的增加,表现为全身各部分、各器官、各组织的大小、长短和质量的增加;发育是指身体各系统、各器官、各组织功能的完善。影响生长发育的主要因素有营养、运动、疾病、气候、社会环境和遗传因素等,其中营养因素占重要地位。人体细胞的主要成分是蛋白质,新的细胞组织的构成、繁殖、增大都离不开蛋白质,故蛋白质是生长发育的重要物质基础。此外,糖类、脂类、维生素、矿物质、水等也是影响生长发育的重要物质基础。人体的身高与饮食营养有关,现在我国儿童的身高大都超过了父母的身高,与食物营养质量的提高有关。

(二)提高智力

营养状况对人类的智力影响极大,儿童和婴幼儿时期是大脑发育最快的时期,需要足够的营养物质,如果摄入不足,就会影响大脑发育。

(三)促进优生

影响优生的因素有遗传方面的,但营养也是一个不容忽视的重要因素。孕妇的饮食缺乏营养,就可能会导致胎儿畸形、流产、早产等。

(四)增加免疫功能

营养素是维持人体正常免疫功能的物质基础。营养不良或失衡可引起免疫功能受损,使人体对疾病的易感性增强,从而导致疾病的发生。故合理营养能调节机体的免疫功能,增强机体防病抗病的能力。

（五）促进健康长寿

人体的衰老是自然界的必然过程，但注意摄取均衡营养，则完全可以延缓衰老，达到健康长寿的目的。随着年龄的增长，机体开始衰老，生理机能发生衰退，有针对性地补充营养，多吃蔬菜、水果等清淡食物，避免热量和动物脂肪的过量摄入，可以预防高血压、心、脑血管疾病的发生，以达到延年益寿的目的。

二、营养失调与疾病

（一）营养缺乏症

由于各种原因长期缺乏某些营养素，从而使机体出现代谢紊乱的一类疾病，如维生素A、D、B缺乏症、缺铁性贫血、碘缺乏症等。营养缺乏症分原发性和继发性两种，前者是由于膳食中营养素摄入量不足而引起，后者是由于消化吸收不良、机体利用障碍、营养素需求量增加或排泄过多所致。

链接

伊朗乡村病

20世纪，在伊朗一些落后山区，青少年经常发生一种疾病，主要症状是食欲极差，有异食癖。这些患病青少年生长发育缓慢，多动，十七八岁个子还不到1米。什么原因造成这种现象呢？当地医生苦思不得其解。后来又一个英国医生来到这个地区，他重点研究当地人的饮食，经过几年的艰苦研究终于找到了原因，是由于饮食中严重缺乏锌元素。

（二）营养过多症

摄入营养素的量超过人体的需要，过多的营养素储存在体内，造成代谢紊乱而引起的一类疾病。如摄入过多的热量引起的肥胖，维生素A、D过多导致的中毒，动物脂肪摄入过多导致动脉粥样硬化等。

（三）营养失调有关的其他疾病

某些疾病的病因呈多因素，而营养失调是其中之一。如长期高盐高脂等饮食导致的高血压；摄入饱和脂肪酸、胆固醇以及蔗糖过多等使患冠心病的危险性增加。糖尿病以糖类、脂类、蛋白质代谢紊乱为特征；酗酒、暴饮暴食可致急性胰腺炎等。

三、辅助各种疾病的治疗

考点：营养与健康的关系

营养状况影响人体免疫功能，对于患者抗感染，减少并发症，加速康复有重要作用。创伤的患者在愈合过程中，营养状况影响组织的再生与修复；肿瘤患者放疗、化疗时，保持其营养状况，使患者能坚持完成疗程，达到治疗目的。若能配合并加速白细胞和血小板的恢复，则对患者康复更有利。

第4节　学习营养与膳食的目的与意义

在当今信息社会里，医学知识的发展日新月异，知识的更新速度越来越快，这就需要不断地学习，不断地更新，以适应社会发展的需要。营养学作为一门应用性学科，涉及的内容非常广泛，基础学科中的生理学、生物化学、病理学、药理学，临床学科的各种疾病的治疗学、诊断学，预防医学中的食品卫生学、流行病学、统计学等，都与其有着密切联系。此外，卫生保健学、康复医学、社会医学、健康教育、卫生法规、人际沟通也都与营养学有一定的联系。

随着医学科学的发展，营养与健康的关系已越来越被人们所认识，通过广泛开展营养宣传教育,普及营养科学知识,改善人们的不良饮食习惯,使许多与营养有关的疾病得到一定程度地控制。营养与膳食对预防医学的贡献也很重要:营养与膳食是预防医学的重要组成部分,对保证社会人群健康、增强国民体质、提高机体的抗病能力和劳动效率、降低发病率和病死率以及延长人类寿命均有重要作用。

随着人们对健康要求的提高,卫生保健成为人们更高的要求,健康促进已成为人们研究的重点,合理营养是卫生保健的基本内容之一。从国家的营养政策到社区的营养干预,从家庭的食物供给到个人的营养调整,都与营养密切相关。

营养与膳食和临床医学也密切相关,临床营养已成为营养学的重要分支。对患者而言,通过营养支持和调整,可提高机体抗病能力和病后的康复能力,减少并发症的发生,大大提高了疾病的治疗效果。在有些情况下,营养治疗在疾病的治疗上起到主导作用。所以,医院的营养科又有"第二药房"之称。特别是近年来肠外营养的飞速发展和护理技术的提高,对营养支持又有了新的治疗手段,为临床营养的进一步发展打下了良好的基础。临床营养师作为一种独立医学专业已逐渐被人们所认识。

为了提高学习效果,要求同学们主动培养对理论知识和技能的好奇心和浓厚的学习兴趣,不能只满足学好一本教材,而是要以教材为核心,多学一些与教材相关的书籍,并加以比较。通过比较,对一些问题有更深刻的认识和理解,在探索知识的同时,享受学习的快乐。

通过学习营养与膳食,可以使学生具备以下基本能力。

(1)掌握一定的营养学基本理论和基本技能。

(2)能够从事临床营养科室的营养护理日常工作。

(3)能够对群体或个体的营养状况进行调查与评价。

(4)能够从事社区或患者的营养健康教育与干预工作。

(5)具有不断提高自身业务水平和知识更新的能力。

小结

营养是人体摄取、消化、吸收和利用食物中营养素维持生命活动的整个过程。营养素是指食物中含有的能维持生命、促进机体生长发育和健康的化学物质。营养素的需要量是指维持机体正常生理功能所需要的各种营养素的数量。营养素的供给量是指在身体正常生理需要的基础上,按照食物生产和饮食习惯的情况而规定的适宜数量。营养素参考摄入量包括四个指标:平均需要量、推荐摄入量、适宜摄入量、可耐受最高摄入量。营养与健康的关系体现在:合理营养能促进儿童的正常生长发育、提高儿童的智力、促进优生、增强人群的免疫力及促进健康长寿;营养失调可导致营养的缺乏病、营养过多症及与营养失调相关的疾病;营养能辅助各种疾病的治疗。

自测题

一、名词解释

1. 营养　2. 营养素　3. 营养素需要量

4. 营养素供给量　5. 营养素参考摄入量

二、填空题

1. 七大营养素是_____、_____、_____、

_____、_____、_____、_____。

2. 营养素参考摄入量包括_____、_____、

_____、_____。

三、简答题

1. 营养对健康有哪些影响?

2. 医学生如何学好《营养与膳食》?

第2章

热能与营养素

我们每天摄取食物,从中获取生命所需的营养素和能量,这些为人体生命活动所必需的营养素既具有各自的生理功能,在代谢过程中又密切联系,共同调节和参与生命活动。如果营养素供给长期不足、缺乏或过多,都会影响到人体的健康,而良好的膳食摄入却是维持生命、健康和对抗疾病的有力武器。本章旨在了解食物中各种营养的生理功能、食物来源、供给量和缺乏症。

案例2-1

患者,女性,初三学生。因近来上课时经常感到头晕、发困、接受和理解知识效率低,甚至听不进课,学习成绩下降,来医院就诊。检查结果,除血糖偏低外一切正常。经询问得知,该女生因怕肥胖,平时控制主食量,早餐不吃或仅喝杯牛奶。

问题:1. 该女生出现的现象与早餐和主食量有关吗?

2. 血糖与蛋白质、脂肪的代谢与利用有关吗?

3. 在此状况下该女生体内能量平衡处于何种状态?

4. 作为医师应给予哪些建议?

第1节 能 量

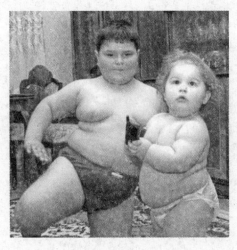

图 2-1 能量摄入过多引起肥胖

食物在人体内经过消化吸收后,在代谢过程中有各种形式的能量转换,以便对外做功,对内维持各种生理机能及其相互协调。食物摄取过多,能量的摄取量大于消耗量,剩余的能量将以脂肪的形式储存于体内,人体转为肥胖(图2-1),从而带来一系列生理功能改变,甚至发生疾病。反之,食物摄取不足,能量的摄取量小于消耗量,人体逐渐消瘦(图2-2),也会带来一系列不良后果。能量不仅是维持机体正常生活的基础,也同时影响其他营养素的正常代谢,因此,热能代谢是营养学中应首先考虑的问题。

一、能量单位和能量系数

（一）能量单位

能量的单位，国际上通用焦耳（joule，J），营养学上则多用其 1000 倍的单位，即千焦耳（kilojoule，kJ）。多年来，营养学上一直用千卡（kilo calorie，kcal）表示。1kcal 是 1000g 水由 15℃升高到 16℃所需的能量，而 1J 是用 1N 的力使 1kg 物体移动 1m 所消耗的能量。两者的换算关系如下：

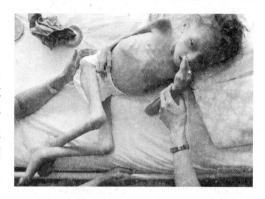

图 2-2 能量及蛋白质摄入不足引起消瘦

$$1kcal＝4.184kJ$$
$$1kJ＝0.239kcal$$

（二）产能营养素的能量系数

食物所含有的营养素中能够产生热能的有蛋白质、脂类及糖类，每克营养素在体内氧化后依次可分别为人体提供 16.7kJ、36.7kJ、16.7kJ 的能量，比在体外完全燃烧所测得的数值要小。能量系数是每克产热营养素在体内产生的热能值。

二、决定热能需要的主要因素

成年人的能量消耗主要用于维持基础代谢、体力活动和食物的特殊动力作用三个方面。对于孕妇还包括子宫、乳房、胎盘、胎儿等生长发育需要及母体体脂的储备，乳母应包括合成和分泌乳汁的能量需要，婴幼儿、儿童、青少年包括生长发育的能量需要。

（一）基础代谢

基础代谢是维持人体最基本生命活动所需的能量消耗，即人体在安静和恒温条件下（25～30℃），禁食 12 小时后，静卧、放松、清醒时的能量消耗。为了确定基础代谢的能量消耗（basic energy expenditure，BEE），必须首先测定基础代谢率（basal metabolic rate，BMR）。BMR 是指人体处于基础代谢状态下，每小时每平方米体表面积（或每千克体重）的能量消耗。按下列方法可计算出每天基础代谢的能量消耗。

1. 世界卫生组织建议的计算方法 世界卫生组织（WHO）于 1985 年推荐根据年龄、体重计算一天的基础代谢能量消耗见表 2-1。

表 2-1 WHO 建议的计算基础代谢公式

年龄（岁）	基础代谢（kcal/d）	
	男	女
0～	$(60.9×W)－54$	$(60.1×W)－51$
3～	$(22.7×W)＋495$	$(22.5×W)＋499$
10～	$(17.5×W)＋651$	$(12.2×W)＋746$
18～	$(15.3×W)＋679$	$(14.7×W)＋496$
30～	$(11.6×W)＋879$	$(8.7×W)＋829$
60 及以上	$(13.5×W)＋487$	$(10.5×W)＋596$

注：W 表示体重（kg）。

我国营养学会推荐,我国儿童和青少年的基础代谢参考值按上表公式计算,18 岁以上人群的基础代谢按公式计算的结果减去 5%。

2. 用公式计算　可根据年龄、身高和体重计算基础代谢能量。

男 BEE＝66＋13.7×体重(kg)＋5.0×身高(cm)－6.8×年龄(y)

女 BEE＝65.5＋9.5×体重(kg)＋1.8×身高(cm)－4.7×年龄(y)

更简单的方法是成人男子每千克体重每小时 1kcal、女性按 0.95kcal(3.97kJ),和体重相乘直接计算,结果相对粗略些。

基础代谢受到一些因素的影响,如体表面积、体型、年龄、性别、环境温度和内分泌疾病等。

(1) 体表面积与体型:对动物的观察表明,不同种的动物无论体型大小,体重与其基础代谢存在着一定的关系,但体表面积和它的关系更加明显。一般来说,体表面积大者向环境散热较快,基础代谢亦较强。瘦高的人较矮胖的人相对体表面积较大,其基础代谢较高。

(2) 年龄因素:在人的一生中,婴幼儿、儿童阶段是整个代谢最活跃的阶段,其中包括基础代谢,以后到青春期会出现一个较高代谢的阶段。成年以后,随年龄的增加代谢缓慢地降低。

(3) 性别因素:在同一年龄、同一体表面积的情况下,女性所消耗的能量比男性低,女性比男性基础代谢率约低 5%～10%,即使在相同身高体重的情况下也是如此。

(4) 环境温度:热带地区人群的基础代谢较温带同类居民低 10%,温带地区较寒冷地区同类居民低 10%。

(5) 内分泌因素:体内的一些激素对细胞代谢起调节作用,如甲状腺激素、肾上腺激素等,分泌异常时会使基础代谢率受到影响。

（二）体力活动

人除了睡眠外,要进行各种活动或劳动。通常情况下,各种体力活动所消耗的能量占人体总能量消耗的 15%～30%。这是人体能量消耗变化最大,也是人体控制能量消耗、保持能量平衡、维持健康最重要的部分。体力活动消耗的能量与活动时间、体力活动强度有关。人类的体力活动种类很多,营养学上根据能量消耗水平,即活动强度的不等分为五个级别。

1. 极轻体力活动　这种活动是以坐姿或站立为主的活动,如开会、开车、打字、缝纫、烹调、打牌、听音乐、油漆、绘画及实验室等工作。

2. 轻体力活动　指在水平面上走动,速度在 4～5km/h,如打扫卫生、看护小孩、打高尔夫球、饭店服务等。

3. 中等体力活动　这类活动包括行走(速度在 5.5～6.5km/h),如除草、负重行走、打网球、跳舞、滑雪、骑自行车等。

4. 重体力活动　如负重爬山、伐木、手工挖掘、打篮球、登山、踢足球等。

5. 极重体力活动　这种情况随着科技和生产力的发展已越来越少见,现常指运动员高强度的职业训练或世界级的比赛等。

（三）食物的特殊动力作用

食物的特殊动力作用(specific dynamic action of food,SDAF)又称为食物热效应。是人体由于摄食活动所引起的能量消耗。实验证明摄食可使能量代谢增高。不同食物增加耗能量各有差异,摄入糖类时消耗的能量相当于糖类本身供能的 5%～6%,脂肪为 4%～5%,蛋白质为 30%。当成人摄入一般的混合膳食时,由于 SDAF 而额外增加的能量消耗约为 600kJ/

d,相当于基础能量代谢消耗的 10％。

三、热能的来源与参考摄入量

若人体每日摄入的能量不足,机体会运用自身储备的能量甚至消耗自身组织来满足生命活动的能量需要。长期处于饥饿状态,机体会出现基础代谢降低,体力活动减少和体重下降等以减少能量的消耗,使机体产生对于低能量摄入的适应状态,导致儿童生长发育停滞,成人消瘦和工作能力下降。相反,能量摄入过多,会在体内以脂肪的形式储存起来。长期过多摄入能量,会使人发胖,增加心、脑血管疾病、糖尿病等疾病的危险性。

三类产能营养素在体内有各自的生理功能,但又相互影响,如糖类与脂肪的相互转化及它们对蛋白质的节约作用。因此,三者在总能量供给中应有一个适当比例,通常糖类占总能量供给的 55％～65％,脂肪占 20％～30％,蛋白质占 10％～15％。

这三类营养素普遍存在于食物中:粮谷类和薯类食物含糖类较多,是我国人民膳食中最主要也是最经济的能量来源;动物性食品、豆类、坚果类及油料作物富含脂肪,可提供较多能量;蔬菜和水果一般含能量较少。

链接

坚持参加体育锻炼可以:①增加能量消耗;②长久地增加静止时的代谢速度;③加速脂肪的消耗;④帮助调节食欲;⑤帮助控制压力和由压力导致的进食过多或不足。

第 2 节　蛋　白　质

蛋白质(protein)是由氨基酸(amino acid,AA)构成的高分子含氮化合物,是生命的物质基础,也是所有生命现象中起决定性作用的物质,是人体最重要的营养素之一。

正常人体内约 16％～19％是蛋白质。人体内的蛋白质始终处于不断地分解又不断地合成的动态平衡之中,借此可达到组织蛋白不断地更新和修复的目的,肠道和骨髓内的蛋白质更新速度较快。总体来说,成人体内每天有 3％的蛋白质被更新。

一、蛋白质的生理功能

(一)构成人体组织成分、促进生长发育

蛋白质是构成机体组织、器官的重要成分,人体各组织、器官无一不含蛋白质。在人体组织中,如肌肉组织和心、肝、肾等器官均含有大量蛋白质;骨骼、牙齿乃至指、趾也含有大量蛋白质;细胞中,除水分外,蛋白质约占细胞内物质的 80％。因此,构成机体组织、器官的成分是蛋白质最重要的生理功能。身体的生长发育可视为蛋白质的不断积累过程。蛋白质对生长发育期的儿童尤为重要。

人体内各种组织细胞的蛋白质始终在不断更新。例如,人血浆蛋白质的半寿期约为 10天,肝中大部分蛋白质的半寿期为 1～8 天,某些蛋白质的半寿期很短,只有数秒钟。只有摄入足够的蛋白质方能维持组织的更新。身体受伤后也需要蛋白质作为修复材料。

(二)构成许多具有重要生理活性的物质、调节生理功能

机体生命活动之所以能够有条不紊地进行,有赖于多种生理活性物质的调节。而蛋白质在体内是构成多种重要生理活性物质的成分,参与调节生理功能。如核蛋白构成细胞核并影响细胞功能;酶蛋白具有促进食物消化、吸收和利用的作用;免疫蛋白具有维持机体免疫功能的作用;收缩蛋白,如肌球蛋白具有调节肌肉收缩的功能;血液中的脂蛋白、运铁蛋白、维生素

A结合蛋白具有运送营养素的作用;血红蛋白具有携带、运送氧的功能;白蛋白具有调节渗透压、维持体液平衡的功能;由蛋白质或蛋白质衍生物构成的某些激素,如垂体激素、甲状腺素、胰岛素及肾上腺素等等都是机体的重要调节物质。

(三)供给能量

蛋白质在体内代谢的过程中可以释放出能量,是人体能量来源之一,1g蛋白质在体内可产生16.7kJ的能量。但是,蛋白质的这种功能可以由糖类、脂肪所代替。因此,供给能量是蛋白质的次要功能。

二、必需氨基酸和氨基酸模式

(一)必需氨基酸

氨基酸是组成蛋白质的基本单位,是分子中具有氨基和羧基的一类含有复合官能团的化合物,具有共同的基本结构。构成人体蛋白质的氨基酸约有20种,其中有些氨基酸人体不能合成或合成速度不够快,不能满足机体的需要而必须从食物中摄取,这些氨基酸就称为必需氨基酸(essential amino acid,EAA)。另外,一些氨基酸也是合成人体蛋白质所必需的,但人体可以通过其他物质合成,食物中缺少了也无关紧要,故称为非必需氨基酸。目前,已知人体的必需氨基酸对成年人来说有8种,即色氨酸、苏氨酸、亮氨酸、异亮氨酸、赖氨酸、蛋氨酸、苯丙氨酸和缬氨酸;对婴儿来说有9种,除了上述氨基酸外,组氨酸也是必需氨基酸。

(二)氨基酸模式

氨基酸模式是指某种蛋白质中各种必需氨基酸的构成比例。即根据蛋白质中必需氨基酸含量,以含量最少的色氨酸为1计算出的其他氨基酸的相应比值。几种食物蛋白质和人体蛋白质氨基酸模式见表2-2。

表2-2 几种食物蛋白质和人体蛋白质氨基酸模式比较

氨基酸	全鸡蛋	牛奶	牛肉	大豆	面粉	大米	人体
异亮氨酸	3.2	3.4	4.4	4.3	3.8	4.0	4.0
亮氨酸	5.1	6.8	6.8	5.7	6.4	6.3	7.0
赖氨酸	4.1	5.6	7.2	4.9	1.8	2.3	5.5
蛋氨酸+半胱氨酸	3.4	2.4	3.2	1.2	2.8	2.8	2.3
苯丙氨酸+酪氨酸	5.5	7.3	6.2	3.2	7.2	7.2	3.8
苏氨酸	2.8	3.1	3.6	2.8	2.5	2.5	2.9
缬氨酸	3.9	4.6	4.6	3.2	3.8	3.8	4.8
色氨酸	1.0	1.0	1.0	1.0	1.0	1.0	1.0

被机体消化吸收的食物蛋白质,其氨基酸是按一定的比例合成人体需要的蛋白质。食物蛋白质的氨基酸模式与人体蛋白质的氨基酸模式越接近,其必需氨基酸在体内的利用率就越高,反之则低。

动物蛋白质中的蛋、奶、肉、鱼等以及大豆蛋白质的氨基酸模式与人体蛋白质氨基酸模式较接近,从而所含的必需氨基酸在体内的利用率较高,因此被称为优质蛋白质。其中鸡蛋蛋白质的氨基酸模式与人体蛋白质氨基酸模式最为接近,在比较食物蛋白质营养价值时常作为参考蛋白质。植物蛋白质中,赖氨酸、蛋氨酸、苏氨酸和色氨酸含量相对较低,所以营养价值也相对较低。

三、食物蛋白质的营养价值评价

食物蛋白质由于氨基酸组成的差别，营养价值不完全相同。通常食物蛋白质的营养价值主要从蛋白质的含量、消化率和利用率三个方面进行评价。

（一）蛋白质含量

食物蛋白质含量是评价食物蛋白质营养价值的基础。因蛋白质含氮量比较恒定，多数蛋白质的平均含氮量为 16％，所以蛋白质的换算系数为：100/16＝6.25，故食物中蛋白质含量＝食物中的含氮量×6.25。

（二）蛋白质的消化率

食物蛋白质消化率是反映食物蛋白质在消化道内被分解和吸收的程度的一项指标，是指在消化道内被吸收的蛋白质占摄入蛋白质的百分数。

食物蛋白质消化率的高低受到蛋白质性质、膳食纤维、多酚类物质和酶反应等因素影响。一般来说，动物性食物的消化率高于植物性食物。如鸡蛋、牛奶蛋白质的消化率分别为 98％、95％，而玉米和大米蛋白质的消化率分别为 85％ 和 88％。

（三）蛋白质生物学价值

蛋白质生物学价值是反映食物蛋白质消化吸收后，被机体利用程度的一项指标；生物学价值越高，说明蛋白质被机体的利用率就越高，即蛋白质的营养价值越高。

食物蛋白质生物学价值的高低，取决于这种食物蛋白质的必需氨基酸组成（氨基酸模式）是否接近人体的需要，越接近者生物学价值就越高。常用食物蛋白质生物学价值见表 2-3。

表 2-3　几种常用食物蛋白质生物学价值

食物蛋白质	生物学价值	食物蛋白质	生物学价值
鸡蛋	94	扁豆	72
脱脂牛奶	85	蚕豆	58
鱼	83	生大豆	57
牛肉	76	熟大豆	64
猪肉	74	玉米	60
大米	77	白菜	76
小麦	67	花生	59
小米	57	马铃薯	67

四、蛋白质的互补作用

两种或两种以上食物蛋白质混合食用，其中所含有的必需氨基酸取长补短、相互补充，使各种必需氨基酸的比例更接近人体的需要，从而提高了蛋白质的利用率。这种食物间相互补充其必需氨基酸不足的作用称为蛋白质的互补作用（表 2-4）。

表 2-4　几种食物混合后蛋白质的生物学价值

食物名称	单独食用生物学价值	混合食用所占比例(%)		
小麦	67	37	…	31
大米	57	32	40	46
大豆	64	16	20	8
豌豆	48	15	…	…
玉米	60	…	40	…
牛肉干	76	…	…	15
混合食用蛋白质的生物学价值		74	73	89

为充分发挥食物蛋白质的互补作用,在调配膳食时应遵循三个原则。

(1)搭配的种类越多越好,不可偏食。

(2)食物的生物学种属越远越好,如动物性和植物性食物之间的混合比单纯植物性食物之间的混合要好。

(3)食用时间越近越好,同时食用最好。因为单个氨基酸在血液中的停留时间约4小时,然后到达组织器官,再合成组织器官的蛋白质,而合成组织器官蛋白质的氨基酸必须同时到达才能发挥互补作用,合成组织器官蛋白质。

五、推荐摄入量及食物来源

 链接

吃素比吃荤更有益于健康吗?

素食者发生肥胖、高血压、糖尿病和某些癌症的概率比肉食者低,但长期的、绝对的吃素易出现蛋白质和某些营养素摄入不足,从而发生贫血及某些营养缺乏病。当然,尽管动物性食品具有很高的营养价值,但并非多多益善,合理的膳食应当遵从膳食指南的要求。

(一)推荐摄入量

2007 年,中国营养学会在 RDA 的基础上,重新修订了推荐的膳食营养素摄入量,并采用了 RNI 新概念。新修订的蛋白质推荐摄入量(RNI),成年男、女轻体力活动分别为 75g/d 和 65g/d;中体力活动分别为 80g/d 和 70g/d;重体力活动分别为 90g/d 和 80g/d。

(二)食物来源

含蛋白质数量丰富且质量良好的食物为动物性食物,如各种肉类,蛋白质含量为 10%～30%;鲜奶 1.5%～4%;蛋类 13%;植物中食物的蛋白质含量,干豆类 20%～50%,其中大豆含量最高;谷类 6%～10%;薯类 2%～3%。

第 3 节　脂　类

脂类是脂肪和类脂的总称,是人体组织的重要组成成分。正常人体内脂类含量约占体重的 14%～19%,肥胖者可达 30%。脂肪是由一分子的甘油和三分子的脂肪酸组成的三酰甘油。类脂包括磷脂、糖脂和固醇类等。脂类中 95% 是脂肪,主要分布于皮下、腹腔、肌肉间隙和脏器周围。这部分脂肪容易受到机体营养状况和活动量的影响而有较大变化,故又称动脂。类脂约占脂类的 5%,是构成人体组织细胞的成分,因其在体内的含量较恒定,肥胖者不会增加,饥饿时也不会减少,故又称为定脂。

一、脂类的功能

（一）脂肪

1. 供给能量和储存能量　脂肪是三大产热营养素中产能最高的，1 克脂肪在体内氧化可产生 37.7kJ（9kcal）的能量，所以是人体能量的重要来源。当摄入的能量超过人体需要时，主要以脂肪的形式储存起来；而当人体需要能量时，这类脂肪又可分解释放能量。

2. 是机体的重要构成成分　脂肪和类脂是构成人体组织的重要成分，如脂肪，主要分布于皮下、关节、腹腔、脏器，保护和固定关节、组织和脏器；类脂是构成细胞膜磷脂双分子层、脑髓及神经组织成分；一些固醇则是体内合成固醇类激素的必需物质。

3. 维持正常体温和保护作用　脂肪组织在体内对重要脏器有支撑和保护作用，可保护内脏器官免受外力的伤害。同时，脂肪又是很好的隔热物质，可以防止体温随环境的温度变化而急剧变化，所以有调节体温的作用。

4. 促进脂溶性维生素的吸收　食用脂肪是脂溶性维生素的载体，可促进脂溶性维生素的吸收，有些食物脂肪还含有脂溶性维生素。

5. 促进食欲及增加饱腹感　由于有香气的物质都溶于脂肪，所以用食用油脂炒、炸食物可以使食物更有味道，促进食欲；同时，脂肪在胃内停留时间较长，延迟胃的排空，增加饱腹感。

（二）类脂

1. 磷脂　是构成细胞膜的重要组成成分，而且对脂肪的吸收和运转以及储存脂肪酸特别是不饱和脂肪酸起着重要作用。

2. 胆固醇　是构成人体细胞的重要成分，是人体内合成维生素 D、性激素及肾上腺皮质激素的原料。

二、必需脂肪酸

必需脂肪酸是人体不可缺少而自身又不能合成、必须从食物中摄取的多不饱和脂肪酸。目前认为，必需脂肪酸有 2 种：亚油酸和 α-亚麻酸，它们在体内具有重要的生理功能。

1. 是磷脂的重要组成成分　磷脂是细胞膜的主要结构成分，与细胞膜的结构和功能直接相关。

2. 是体内合成前列腺素的前体　前列腺素是一组比较复杂的化合物，广泛存在于各组织中，具有多种多样的生理作用，如血管的收缩与扩张、神经刺激的传导等。

3. 参与胆固醇代谢　胆固醇与必需脂肪酸结合后，才能在体内转运与进行正常代谢。如果缺乏必需脂肪酸，胆固醇就和一些饱和脂肪酸结合，不能在体内进行正常转运与代谢，并可能在血管壁沉积，发展成动脉粥样硬化。亚油酸还能降低血中胆固醇，防止动脉粥样硬化。因此，亚油酸在临床上用于预防和治疗心血管疾病。

必需脂肪酸的缺乏会引起机体产生不同的疾病，有关其对疾病的影响目前是营养学的一个热门话题。要注意，摄入过多的多不饱和脂肪酸，也会使体内有害的氧化物、过氧化物等增加，同样也会对机体产生多种慢性危害。

三、供给量和食物来源

（一）供给量

中国营养学会 2007 年最新发布建议膳食中脂肪的适宜摄入量是以脂肪在体内可产生的

能量占总能量的百分比计算的,成年人为 20%～30%,儿童和青少年为 25%～30%,婴儿为 35%～50%。此外,还应考虑必需脂肪酸供给量,我国推荐一般应占总能量的 1%～2%,需 8g/d 左右。同时,建议每日胆固醇摄取不宜超过 300mg。

(二)食物来源

膳食脂类的来源有动物性和植物性两大类。动物性来源有猪油、牛油、鱼油、奶油、禽类油和蛋黄油等。植物性来源有花生油、菜籽油、大豆油、芝麻油、玉米油、棉籽油以及核桃仁、松子仁、瓜子仁等。含磷脂较为丰富的有蛋黄、骨髓、肝和肾。需要指出的是,动物脂肪含饱和脂肪酸较多,多不饱和脂肪酸含量较少(鱼油除外);植物油主要含多不饱和脂肪酸,是必需脂肪酸的主要来源。胆固醇只存在于动物性食物中,内脏、蛋黄和贝类等食物中胆固醇含量较高。

膳食中胆固醇摄入量越少越好吗?

长期过量摄入胆固醇可以使血液中胆固醇含量增高,增加患动脉粥样硬化、冠心病的危险性。通常情况下,膳食中胆固醇摄入量高往往饱和脂肪酸摄入量也较高,故应限制胆固醇的摄入量,每天不超过 300mg 为宜。同时需要指出的是,胆固醇摄入量过少对健康也不利。含胆固醇的食物都是动物性食物,可提供优质蛋白质和其他人体必需的营养素,如果过分限制则有可能导致其他营养素摄入不足而影响到身体健康。

第4节 糖 类

一、糖类的分类及生理功能

(一)分类

糖类也称碳水化合物,是由碳、氢、氧三种元素组成的一类化合物,是人类能量的主要来源,人类膳食中约有 40%～80% 的能量均来源于糖类。营养学通常将其分为单糖、双糖和多糖。

食物中的单糖主要为葡萄糖、果糖和半乳糖。双糖主要有蔗糖、乳糖、麦芽糖、海藻糖。多糖主要有淀粉、糊精和糖原。无论是哪种糖,最终都是在消化道被分解为单糖。

(二)生理功能

1. 供给人体所需要的能量 糖类是人类从膳食中取得的最主要、最经济的能量来源。在我国居民的膳食中,糖类提供了 60% 以上的能量。糖类在体内氧化较快,1 克糖类在体内氧化可产生 16.7kJ(4kcal)的能量,且能够及时供给人体能量需要。糖类氧化后的最终产物是二氧化碳和水。

2. 调节血糖、节氮和抗生酮作用 单糖被人体吸收入血后,一部分直接被组织利用;一部分以糖原形式储存于肝脏及肌肉组织;当血糖下降时,肝糖原被分解为葡萄糖,使人体的血糖维持在正常范围。此三个作用,对于维持人体的正常代谢、酸碱平衡、组织蛋白的合成与更新都是非常重要的。

3. 维持正常神经功能 中枢神经系统所需能量只能由糖类供给,对于胎儿和婴儿的脑细胞,葡萄糖是唯一可利用的能量形式,缺乏糖类会影响脑细胞的代谢,进而影响脑细胞的发育和成熟。

4. 参与人体重要物质的组成 细胞膜的糖蛋白、结缔组织中的黏蛋白、神经组织中的糖脂等,都有糖类;遗传物质核酸的核糖和脱氧核糖也有糖类参与构成。

二、膳食纤维

膳食纤维是植物性食物中不能被人体消化吸收的成分,可分为不溶性膳食纤维和可溶性膳食纤维。前者包括纤维素、木质素和部分半纤维素;后者包括部分半纤维素、果胶和树胶等。膳食纤维有以下生理功能。

1. 改善大肠功能　促进肠蠕动,有利于排便,防治便秘,预防结肠癌。
2. 控制体重　膳食纤维可产生饱腹感而减少食物的摄入量,有利于控制体重和防止肥胖。
3. 降血脂作用　膳食纤维可抑制脂肪、胆固醇在肠道的吸收,促进胆固醇从粪便中排出,降低血浆胆固醇,预防冠心病。
4. 预防胆石形成　膳食纤维可降低胆汁和血清中胆固醇的浓度,预防胆石症。
5. 降低餐后血糖水平　膳食纤维可延缓糖类的消化吸收,使餐后血糖浓度不会急剧上升,有利于改善糖尿病的症状。

三、食物来源和参考摄入量

我国膳食中糖类的供给量为占膳食总能量的 55%～65%,膳食纤维的摄入量为成人每天 30g 左右为宜。

食物中糖类的来源有五大类:谷物、蔬菜、水果、奶和糖。谷物中除淀粉和膳食纤维外,还有蛋白质、矿物质和维生素。薯类、豆类和植物的根和块茎都是淀粉的来源。所有蔬菜都有纤维素、蛋白质、矿物质和维生素。豆类还有脂肪。水果中有葡萄糖和蔗糖、膳食纤维、矿物质、维生素。糖是纯糖类,不含其他营养素,多吃能影响食欲,降低其他营养素的摄取量。

动物性食物中只有奶能提供一定数量的糖类。乳糖在肠内停留时间较其他双糖长,有利于细菌的生长,某些细菌能产生维生素 B_{12} 和其他 B 族维生素。人成年后乳糖酶逐渐消失,所以奶及奶制品会引起某些人的腹泻。

链接

做做看

某成年男子,每日膳食中能量的推荐摄入量为 2400kcal,请你计算一下蛋白质、脂肪及糖类的适宜摄入量分别为多少克。

第5节　维　生　素

维生素(vitamin)又名维他命,是维持人体生命活动所必需的一类低分子有机化合物,也是保持人体健康的重要活性物质。各种维生素的化学结构以及性质虽然不同,但它们却有着以下共同点:①均以维生素本身,或可被机体利用的前体化合物(维生素原)的形式存在于天然食物中;②不是构成机体组织和细胞的组成成分,也不会产生能量,主要是参与机体代谢的调节;③一般不能在体内合成(维生素 D 例外)或合成量太少,必须由食物提供;④人体对维生素的需要量很小,日需要量常以毫克(mg)或微克(μg)计算,但一旦缺乏就会引发相应的维生素缺乏症,对人体健康造成损害。维生素种类很多,按其溶解性可分为脂溶性和水溶性两大类。

脂溶性维生素包括维生素 A、维生素 D、维生素 E 和维生素 K。该类维生素的化学组成仅含碳、氢、氧;易溶于脂肪和脂溶剂而不易溶于水;可随脂肪为人体吸收并在体内蓄积,排泄率不高,故过量摄入可以引起中毒。

水溶性维生素包括维生素 B 族(维生素 B_1、维生素 B_2、烟酸、维生素 B_6、叶酸、维生素 B_{12}、泛酸、生物素等)和维生素 C。该类维生素是构成机体多种酶系的重要辅基或辅酶,参与机体蛋白质、脂肪、糖类等多种代谢;易溶于水而不易溶于脂肪和脂溶剂;吸收后体内储存很少,过量的多从尿中排出,一般不会引起中毒,但摄入过量时常干扰其他营养素的代谢。

维生素的命名

维生素是一大类化学结构与生理功能各不相同的物质。其命名在科学家确定维生素的化学成分与生理功能之前,一般按发现历史的先后,以拉丁字母顺序命名维生素 A、B、C、D、E 等。其中如维生素 B 族原以为是一类物质,后来又发现是几种维生素的混合物,故又以 B_1、B_2、……加以区别。以后又有了按化学结构命名,如硫胺素、核黄素、烟酸等。此外还可按生理功能及治疗作用命名,如抗坏血酸、抗佝偻病维生素、抗干眼病维生素等。因此,往往一种维生素有几种不同的名称。

一、脂溶性维生素

(一)维生素 A

维生素 A,又名视黄醇或抗干眼病维生素。维生素 A 只存在于动物性食品中,植物性食物中的胡萝卜素在体内转变成维生素 A,故又称为维生素 A 原。植物中的黄、红色素很多是胡萝卜素,其中最重要的是 β-胡萝卜素。

1. 理化性质　维生素 A 和胡萝卜素遇热和碱均稳定,一般烹调和罐头加工不易破坏。但是维生素 A 极易氧化,特别在高温条件下,紫外线照射可加快其氧化破坏。脂肪氧化变质时,其中的维生素 A 也会遭受破坏。故维生素 A 制剂(如鱼肝油)应储存于棕色瓶内,避光保存。

2. 生理功能与缺乏症

(1)维持正常视觉:维生素 A 参与视觉细胞内感光物质的合成与再生,与暗光下的视觉有密切关系。维生素 A 缺乏最早出现的症状是暗适应能力下降,即在黑暗中看不清物体,在弱光下视力减退,暗适应时间延长,严重者可致夜盲症。

(2)维护上皮组织健康:缺乏时可致上皮细胞角化,造成皮肤粗糙、干燥、呼吸道、消化道以及泌尿生殖系统内膜损伤而易受感染,特别是儿童易引起呼吸道疾病。缺乏维生素 A 还会引起眼干燥症,泪腺分泌减少,角膜干燥,严重者可导致失明。

(3)促进生长发育和维护生殖功能:维生素 A 可促进骨骼生长发育,缺乏时儿童生长发育迟缓。

(4)抑制肿瘤生长:维生素 A 有延缓或阻止癌前病变,防止化学致癌物作用,能抑制多种上皮肿瘤的发生和发展。

(5)维持机体正常免疫功能:缺乏维生素 A 可引起免疫功能低下。维生素 A 摄入过量可引起中毒,表现为食欲减退、头痛、呕吐、脱发、肌肉疼痛等。大量摄入胡萝卜素皮肤可出现类似黄疸症状,停止食用后症状可逐渐消失。

3. 推荐摄入量及食物来源　维生素 A 的单位过去以国际单位(IU)表示,胡萝卜素的单位是微克(μg)或毫克(mg)。在计算膳食中维生素 A 的总摄入量时,应将动物性食物中的维生素 A(视黄醇)与植物性食物中的胡萝卜素都换算为视黄醇当量(RE)。换算关系是:

1μg 视黄醇当量(RE)＝1μg 视黄醇＝6μg β-胡萝卜素

1IU 维生素 A＝0.3μg 视黄醇当量(RE)

1μg β-胡萝卜素＝0.167μg 视黄醇当量(RE)

膳食中总维生素 A(μg RE)＝视黄醇(μg)＋β-胡萝卜素(μg)×0.167

我国成人膳食中维生素 A 的推荐摄入量为:男性 $800\mu g$ RE/d,女性 $700\mu g$ RE/d。

维生素 A 在动物性食品中含量丰富,最好的来源是各种动物肝脏、鱼肝油、鱼卵、全奶、奶油、禽蛋等。植物性食物中只含胡萝卜素,其良好来源是深色蔬菜和水果,如菠菜、冬寒菜、空心菜、莴笋叶、芹菜叶、胡萝卜、豌豆苗、红心红薯、辣椒及芒果、杏子及柿子等。

(二)维生素 D

维生素 D 又名骨化醇、抗佝偻病维生素。为类固醇的衍生物,主要包括维生素 D_2 和维生素 D_3。人体皮下组织中的 7-脱氢胆固醇经紫外线照射可形成维生素 D_3,植物中的麦角固醇经紫外线照射可形成维生素 D_2,其活性只有维生素 D_3 的 1/3。

1. 理化性质　维生素 D 的化学性质比较稳定,在中性和碱性环境中耐热,不易被氧化破坏,130℃加热 90 分钟,仍能保持其活性。酸性时逐渐分解破坏。烹调加工不会损失,脂肪酸败时可被破坏。

2. 生理功能与缺乏症　维生素 D 的主要功能是促进钙、磷的吸收和利用;促进骨与软骨及牙齿的钙化;与甲状旁腺素共同作用调节血钙,当血钙水平降低时,促使钙在肾小管再吸收,将钙从骨中动员出来维持血钙在正常范围;具有免疫调节功能,增强机体的抵抗力。维生素 D 缺乏可引起钙、磷代谢紊乱,血中钙、磷水平降低,致使骨组织钙化发生障碍,致骨质软化、变形。婴幼儿发生佝偻病,表现为骨骼变软,易弯曲、畸形(图 2-3);同时影响神经、造血、免疫等器官组织的功能。成年人发生骨软化症,特别是孕妇、乳母和老年人,主要表现为骨软化,易折断,严重时骨质脱钙,骨质疏松,有自发性、多发性骨折。

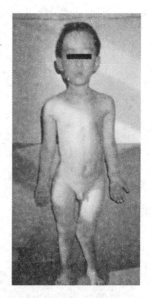

图 2-3　佝偻病患儿

过量摄入维生素 D 可引起中毒,出现食欲缺乏、体重减轻、恶心、呕吐、腹泻、头痛。

3. 推荐摄入量及来源　我国成人膳食中维生素 D 的推荐摄入量为 $5\mu g$/d,儿童、孕妇、乳母、老人为 $10\mu g$/d。人体皮肤在阳光照射下可产生维生素 D,成年人只要经常接触阳光,一般不会出现维生素 D 缺乏。维生素 D 的食物来源主要是海水鱼、动物肝脏、蛋黄等动物性食品,鱼肝油中含量很高。

案例2-2

一小瓶鱼肝油治愈佝偻病

患者,女性,3 岁。因腿痛常啼哭,两腿成"O"形,只能扶床走,居室窗小,光线暗,从未走出室外。虽足月顺产,但因母乳不足,喂奶糕(大米粉)长大,也未吃过牛奶,也未服用过鱼肝油,现随大人饮食。腕部 X 线摄片诊断为"活动性佝偻病"。

治疗:给浓鱼肝油 10ml(含维生素 D 5000IU/g),日服 10 滴,1 个月服完,同时服乳酸钙每日 3g (含钙 390mg),嘱每天在户外 3～4 小时。1 个月后腕部 X 线摄示活动性佝偻病治愈,留有后遗症。

(三)维生素 E

1. 理化性质　维生素 E 又名生育酚、抗不孕维生素,溶于酒精和脂肪溶剂,不溶于水,对氧敏感,易被氧化破坏。油脂发生酸败时其中的维生素 E 多被破坏。食物中的维生素 E 较稳定,烹调过程中损失不大,但高温(如油炸食品)可使维生素 E 的活性明显降低。

2. 生理功能与缺乏症

(1) 抗氧化作用:维生素 E 是一种很强的抗氧化剂,在体内能保护细胞免受自由基的危害。维生素 E 缺乏,可使机体内的抗氧化功能发生障碍,引起细胞损伤。

(2) 保持红细胞的完整性:维生素 E 可保护红细胞,预防血液凝结及强化血管壁,缺少时可引起溶血性贫血。

(3) 延缓衰老:维生素 E 可以减少体内脂褐素(俗称老年斑)的形成,还可以改善皮肤弹性,提高机体免疫力,在延缓衰老中的作用日益受到重视。

(4) 其他作用:维生素 E 与动物的生殖功能和精子生成有关,可调节血小板的黏附力和聚集作用,降低血胆固醇水平。

3. 推荐摄入量及食物来源　我国成人维生素 E 的推荐摄入量为 14mg/d。维生素 E 在自然界分布甚广,通常不会缺乏。维生素 E 含量丰富的食品有植物油、麦胚、坚果、蛋、豆类及其他谷类,深色蔬菜含有维生素 E,肉、鱼类等动物性食品及水果、一般蔬菜中含量很少。

二、水溶性维生素

(一)维生素 B_1

1. 理化性质　维生素 B_1 又称硫胺素、抗脚气病维生素。维生素 B_1 为白色结晶,易溶于水,在酸性溶液中稳定,比较耐热,不易被破坏;在碱性溶液中对热极不稳定,一般加温煮沸可使其大部分破坏。煮粥、蒸馒头时加碱,会造成维生素 B_1 大量损失。

2. 生理功能与缺乏症　维生素 B_1 是脱羧酶的辅酶,参加糖类代谢,与能量代谢有关,在维持神经、肌肉特别是心肌正常功能以及促进胃肠蠕动和消化液分泌、维持正常食欲等方面起着重要作用。

缺乏维生素 B_1 会导致糖代谢障碍,使血液中丙酮酸和乳酸含量增多,影响神经组织供能,产生脚气病。临床上以消化系统、神经系统及心血管系统的症状为主,主要表现为肌肉虚弱、萎缩,小腿沉重、下肢水肿、心力衰竭等。

3. 推荐摄入量及食物来源　我国成人维生素 B_1 的推荐摄入量为:男 1.4mg/d,女 1.3mg/d。维生素 B_1 广泛存在于各类食物中,其良好来源是动物内脏(肝、肾、心)和瘦肉、全谷类、豆类和坚果类。谷物为我国人民的主食,也是维生素 B_1 的主要来源,但米面加工精度过高会造成维生素 B_1 大量损失。

案例2-3

米糠治好了脚气病

1896 年,一名年轻的荷兰医生被派到当时的荷属东印度某个医院工作,当地脚气病蔓延。医生注意到医院中有几只厨师喂养的鸡,这些鸡也有双腿僵直、虚弱无力等类似脚气病的症状。有一天,他突然发现鸡的麻痹症状消失了,通过仔细的观察,他发现喂鸡的饲料原来是用患者吃剩的白米饭,现在改用了米糠。聪明的医生试着给患者吃一些米糠和糙米,不久,他们的脚气病竟被治愈了!后来,人们从米糠中提取出具有抗脚气病作用的物质,并能用人工方法合成,它就是维生素 B_1。

(二)维生素 B_2

1. 理化性质　维生素 B_2 又称核黄素,为橙黄色针状结晶,带有微苦味,在水中溶解度较低,在酸性溶液中对热稳定,在碱性溶液中易分解破坏。

2. 生理功能与缺乏症　维生素 B_2 是多种黄素酶的辅酶,在体内生物氧化中起递氢体作用,参与蛋白质、脂肪、糖类代谢和能量代谢。维生素 B_2 缺乏的主要表现有口角炎、唇炎、舌炎、睑缘炎、脂溢性皮炎和阴囊炎。维生素 B_2 还与红细胞生成以及铁的吸收和利用有关,补充维生素 B_2 对防治缺铁性贫血有重要作用(图 2-4)。

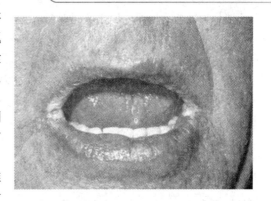

图 2-4　维生素 B_2 缺乏引起的口角炎、唇炎

3. 推荐摄入量及食物来源　我国成人维生素 B_2 的推荐摄入量为:男 1.4mg/d,女 1.2mg/d。维生素 B_2 是我国居民膳食中最容易缺乏的维生素。动物性食物,尤其是肝、肾、心、蛋黄、乳类中含量丰富;植物性食物中绿叶蔬菜及豆类含量较多,而粮谷类含量较低。

（三）烟酸

1. 理化性质　烟酸又称为尼克酸、维生素 PP、抗糙皮病维生素或抗癞皮病维生素。它是一种白色晶体,溶于水,性质稳定,在酸、碱、光、氧环境中加热也不易破坏,通常食物加工烹调对其损失极少。

2. 生理功能　烟酸在体内以辅酶的形式参与脱氢酶的组成,是生物氧化还原反应中重要的递氢体,并参与糖类、脂类、蛋白质代谢和能量代谢。烟酸是葡萄糖耐量因子的重要成分,具有增强胰岛素效能的作用。大剂量烟酸还有降血脂作用。

烟酸缺乏可引起癞皮病,其典型症状为皮炎(dermatitis)、腹泻(diarrhoea)和痴呆(dementia),即"三 D 症状"。其中皮肤症状最具特征性,主要表现为裸露皮肤及易摩擦部位出现对称晒斑样损伤;胃肠症状可有食欲缺乏、恶心、呕吐、腹痛、腹泻等;神经症状可表现为失眠、衰弱、乏力、抑郁、淡漠,甚至痴呆。

3. 推荐摄入量及食物来源　色氨酸在体内可转变为烟酸,平均 60mg 色氨酸在体内可转变为 1mg 烟酸,因此,膳食中烟酸的摄入量用烟酸当量(NE)表示:

$$烟酸当量(mgNE) = 烟酸(mg) + 1/60 色氨酸(mg)$$

我国成人烟酸的推荐摄入量为:男 14mgNE/d,女 13mgNE/d。

烟酸广泛存在于动植物食物中,肝、肾、瘦肉、鱼等动物性食品和谷类、豆类中含量丰富,一般不会缺乏。

（四）叶酸

1. 理化性质　叶酸因最初从菠菜叶中分离提取出来而得名,为鲜黄色粉末状结晶,微溶于水,不溶于乙醇、乙醚及其他有机溶剂。叶酸钠盐易溶于水,在水溶液中易被光解破坏,在酸性溶液中对热不稳定,而在中性和碱性环境很稳定,即使加热到 100℃ 也不会被破坏。

2. 生理功能与缺乏症　叶酸在体内的活性形式为四氢叶酸,它是体内许多重要生化反应中一碳单位的运载体,参与许多重要化合物的合成和代谢,如 DNA 和 RNA 合成、氨基酸之

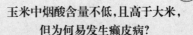

链接

玉米中烟酸含量不低,且高于大米,但为何易发生癞皮病?

以玉米为主食的人群易发生癞皮病,其原因是:①玉米中所含的烟酸是结合型的,不能被人体吸收利用;②玉米中色氨酸含量低。用碳酸氢钠(小苏打)处理玉米可将结合型烟酸水解为易被机体利用的游离型烟酸,是预防癞皮病的有效方法。

间的转化以及血红蛋白、磷脂、胆碱、肌酸的合成等。

叶酸缺乏可引起巨幼红细胞性贫血。近年来研究发现,孕妇在怀孕早期缺乏叶酸是引起胎儿神经管畸形的主要原因,儿童叶酸缺乏可影响生长发育。

3. 推荐摄入量及食物来源 我国成人叶酸的推荐摄入量为 $400\mu g/d$。叶酸广泛存在于动植物食物中,其良好食物来源为动物的肝肾、绿叶蔬菜、土豆、豆类、麦胚等。

(五)维生素C

1. 理化性质 维生素C是一种具有预防维生素C缺乏病(坏血病)功能的有机酸,故又称为抗坏血酸。溶于水,有酸味,性质不稳定,易被氧化破坏,遇碱性物质、氧化酶及铜、铁等重金属离子更易被氧化破坏。在酸性环境中对热稳定,所以烹调蔬菜时加少量醋可以避免维生素C破坏。

2. 生理功能与缺乏症

(1) 抗氧化作用:维生素C是一种很强的抗氧化剂,可保护其他物质免受氧化损害。在体内氧化还原反应过程中发挥重要作用。

(2) 促进组织中胶原的合成:维生素C缺乏时影响胶原合成,使创伤愈合迟缓,毛细血管脆性增加,引起不同程度的出血。维生素C缺乏病即坏血病,主要临床表现是牙龈肿胀和出血、鼻出血、皮下出血、月经过多、便血、关节疼痛等,还可以引起骨质疏松和伤口愈合迟缓。

(3) 参与胆固醇代谢:维生素C可使胆固醇转变为胆酸及性激素,从而降低血浆胆固醇水平。

(4) 促进铁的吸收:维生素C可促进肠道三价铁还原为二价铁,有利于铁的吸收,是治疗贫血的重要辅助药物。

(5) 解毒:维生素C对铅、汞、砷等化学毒物有解毒作用,给予大剂量的维生素C可缓解其毒性,促进排出体外。

维生素C毒性很低,但长期大量服用维生素C会使尿中草酸盐排泄增多,增加患尿路结石的危险性。

案例2-4

维生素C与坏血病

两百多年以前,很多去航海的人都知道只有一半的生还机会,其原因既不是遇到海盗,也不是死于风暴,而是可能会患上坏血病。为了寻找坏血病的治疗方法,当时有一个英国医生将一些患坏血病的海员进行分组,每一组的食物中分别加了醋、盐酸、海水、柑橘或柠檬。结果那些吃新鲜水果的人很快就被治愈了。我国明朝时郑和七次下西洋取得成功,船上水手无一人患坏血病而死,就是由于携带了大量的黄豆上船,黄豆可发芽,而豆芽中维生素C含量相当丰富,这样就解决了维生素C缺乏的问题,很好地完成了航海任务。

3. 推荐摄入量及食物来源 我国成人维生素C的推荐摄入量为 $100mg/d$,孕妇 $100\sim130mg/d$,乳母 $130mg/d$。维生素C的主要来源是新鲜蔬菜和水果,尤其是绿叶蔬菜、酸性水果如柠檬、柑、柚、酸枣、草莓、番茄等。各式芽菜、芥菜、青椒、苦瓜、花椰菜、香菜、红辣椒、卷心菜、莴苣、菠菜中也富含维生素C。植物种子(粮谷、豆类)不含维生素C,但豆类在发芽时含有维生素C。

其他几种维生素功用见表2-5。

表 2-5　其他维生素的主要功用表

名称	主要生理功能	缺乏症状	食物来源	每日供给量
维生素 K(凝血醌)	催化凝血酶原合成,并与肝中其他凝血因子合成有关	凝血过程障碍,凝血时间延长	菠菜、白菜、动物肝、蛋类等	成人 120μg(RNI)
维生素 B_5(泛酸)	是辅酶 A 的组成成分,参与糖、脂肪和蛋白质代谢	消化功能障碍,运动功能失调	肝脏、谷类及豆类含量丰富,肠道细菌能合成	成人 5mg(AI)
维生素 B_6(吡醇素)	构成辅酶,参与色氨酸代谢;保护神经组织	脂溢性皮炎、婴儿贫血、神经系统功能障碍等	蛋黄、鱼、肉、豆类、蔬菜等	成人 1.2mg(AI)
维生素 B_{12}(钴胺素)	促进红细胞形成与发育;参与氨基酸代谢,增强叶酸利用	巨红细胞贫血、神经系统疾患等	动物肝、肾、瘦肉、蛋类、鱼等	成人 2.4μg(AI)

第 6 节　无机盐及微量元素

　　人体组织中几乎含有自然界存在的各种元素,而且与地球表层元素组成基本一致。在这些元素中,除碳、氢、氧、氮主要以有机化合物形式存在外,其余均统称为矿物质(无机盐)。根据其在人体中含量的多少,可分为常量元素与微量元素。含量大于 0.01% 者为常量元素,有钙、磷、钠、钾、氯、镁、硫等 7 种;含量小于 0.01% 者为微量元素,有铁、碘、铜、锌、锰、钴、钼、硒、铬、镍、锡、氟、硅、钒等 14 种。1995 年,联合国粮食及农业组织(FAO)和 WHO 将其中的铁、碘、铜、锌、锰、钼、硒、铬、钴、氟等 10 种元素列为人体必需的微量元素。

　　机体在代谢过程中,每天都有一定量的矿物质通过各种途径排出体外,矿物质不能在体内生成,只能靠食物或饮水来供给。矿物质在食物中分布很广,正常饮食能满足需要,但由于其生理作用剂量与中毒剂量极其接近,过量摄入无益而有害。我国人民膳食中容易缺乏的矿物质主要有钙、铁、锌,在特殊地理环境或其他特殊条件下,也可能有碘、硒等缺乏问题。

一、钙

　　钙是人体含量最多的矿物质,成人体内含钙约 1200g,约占体重的 1.5%～2.0%,其中 99% 集中在骨骼和牙齿中,1% 以游离或结合离子状态存在于软组织、细胞外液及血液中,与骨骼中的钙维持着动态平衡。

　　1. 生理功能与缺乏症　钙是构成骨骼和牙齿的主要成分,钙参与维持心跳的正常节律性和神经与肌肉的正常兴奋性,是某些酶的激活剂,参与凝血过程,维持体内酸碱平衡和毛细血管的正常通透性等。钙缺乏时可使神经肌肉兴奋性增高,引起手足搐搦症;长期缺钙儿童可发生佝偻病和龋齿,成人则可发生骨质软化症和骨质疏松症。

　　2. 钙的吸收　成年人,钙在肠道的吸收率约为 20%～30%,儿童可达 40%。食物中的维生素 D、乳糖和某些氨基酸等与钙结合形成可溶性络合物,可促进钙的吸收;而植酸、草酸可与钙形成不溶性钙盐,降低钙的吸收率。此外,膳食纤维过多、脂肪过多或脂肪消化不良时,也可影响钙的吸收。

　　3. 适宜摄入量与食物来源　中国营养学会推荐的适宜摄入量为:成人 800mg/d,老年人和青少年 1000mg/d,孕妇、乳母 1200mg/d。钙是我国居民膳食中最容易缺乏的矿物质,最理想的钙的食物来源是奶与奶制品,不仅含钙丰富而且吸收率高,发酵的酸奶更有利于钙的吸收。可以连骨吃的小鱼、小虾、虾皮及坚果类含钙也高,豆类及绿叶菜也是钙的良好来源,硬水中也含有相当量的钙。

二、铁

铁是人体必需微量元素中含量最多的元素,成人体内含铁总量约 4~5g。其中 70% 的铁存在于血红蛋白、肌红蛋白及含铁酶中,称为功能性铁;其余 30% 的铁为储存铁,主要以铁蛋白和含铁血黄素的形式存在于肝、脾和骨髓中。铁在体内含量因年龄、性别、营养和健康状况不同而有较大的个体差异。

1. 生理功能与缺乏症　铁为血红蛋白、肌红蛋白、细胞色素及某些呼吸酶的重要成分,参与体内氧的运送和组织呼吸过程。铁与红细胞的形成和成熟有关,维持正常的造血功能。铁还与维持正常免疫功能有关。

缺铁性贫血是常见的营养缺乏病,婴幼儿、孕妇及乳母更易发生。缺铁还可引起智力发育的损害及行为改变,损害儿童的认知能力,降低抗感染能力。

2. 铁的吸收　食物中的铁有两种类型,即血红素铁和非血红素铁。血红素铁存在于动物性食物中,是与血红蛋白、肌红蛋白中的卟啉结合的铁,吸收率可达 20% 以上;植物性食物中的铁都是非血红素铁,吸收率一般只有 1%~5%。非血红素铁的吸收受许多因素的影响,谷类和蔬菜中的植酸、草酸和膳食纤维会干扰其吸收,而维生素 C 和肉类可促进其吸收。此外,当体内铁缺乏时,铁的吸收率会增加。

3. 适宜摄入量与食物来源　我国成人铁的适宜摄入量为男 15mg/d,女 20mg/d。膳食中铁的良好来源为动物肝脏、动物全血、肉类、鱼类和某些蔬菜。

三、锌

成人体内含锌量为 2~2.5g,主要存在于肌肉和骨骼中。视网膜、前列腺和肝脏中含量较高。

1. 生理功能缺乏症　锌是体内二百多种酶的组成成分或酶的激活剂,参与蛋白质合成,能促进生长发育与组织再生,增强免疫力。锌还是味觉素的重要成分,可促进食欲。缺锌可引起食欲缺乏、味觉迟钝或出现异食癖、生长发育迟缓、创伤不易愈合、易感染、第二性征发育障碍、性功能减退、精子产生过少等。

盲目过量补锌可干扰铜、铁和其他微量元素的吸收利用,导致贫血,损害免疫功能。成人摄入 2g 以上的锌可导致锌中毒,表现为腹上区疼痛、腹泻、恶心、呕吐等。并可引起铜的继发性缺乏,胃损伤及免疫功能抑制。

2. 锌的吸收　锌在小肠吸收率为 20%~30%,食物中的植酸、草酸、钙、纤维素等可影响其吸收,故植物性食物的锌吸收率较动物性食物低。

3. 推荐摄入量与食物来源　我国成人锌的推荐摄入量为男性 15.0mg/d,女性 11.5mg/d,孕妇 16.5mg/d,乳母 21.5mg/d。高蛋白食物普遍含锌较高,尤其是海产品是锌的良好来源,肉、蛋、奶含量次之,植物性食物含锌较少。

四、碘

成人体内含碘 20~50mg,甲状腺组织内含碘最多,肌肉含量仅次于甲状腺,其他脏器也可摄取或浓集碘,但仅甲状腺才能利用碘合成甲状腺素。

1. 生理功能与缺乏症　碘在人体内参与甲状腺素的合成,甲状腺素的所有生理功能都与碘有关,包括促进生物氧化,调节能量转化;促进蛋白质、糖和脂肪代谢;调节水盐代谢,缺乏时可引起黏液性水肿;促进维生素吸收和利用;活化体内100多种酶;促进生长发育等。成人缺碘可引起地方性甲状腺肿(图2-5);胎儿和婴幼儿缺碘可引起克汀病,表现为生长发育迟缓、智力低下(图2-6)。如果碘的摄入过多,也可导致高碘性甲状腺肿。

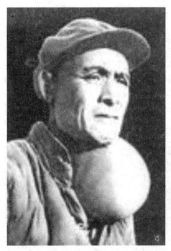 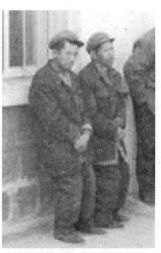

图2-5　地方性甲状腺肿患者　　　　图2-6　克汀病患者

2. 适宜摄入量与食物来源　我国成人碘的适宜摄入量为$150\mu g/d$。含碘丰富的食物主要是海带、紫菜等海产品,植物性食物中碘含量很低。为防治碘缺乏病,我国采取在食盐中加碘的措施并取得了良好的防治效果。

案例2-5

补碘可防治克汀病

在某些山区、丘陵和高原地区,有时可以见到一些身材矮小、智力迟钝以及又聋又哑的人,医学上把这种疾病称为地方性克汀病或呆小病。调查研究发现:克汀病的患者都出生在外环境(土壤、食物、饮水)中严重缺碘的地区,发病与母亲在怀孕期碘缺乏有关。研究发现,在克汀病高发地区接受碘油注射的孕妇,生出的婴儿几乎没有患克汀病的。因此,通过碘盐或碘油的方式为缺碘地区居民补碘,特别是对怀孕的妇女补碘是非常必要的。

五、硒

硒在人体内总量为$14\sim20mg$,广泛分布于所有组织和器官中,肝、胰、肾、心、脾、牙釉质及指甲中硒浓度较高,脂肪组织最低。

1. 生理功能与缺乏症　硒是谷胱甘肽过氧化物酶的组成成分,此酶具有抗氧化功能,可保护细胞膜及人体组织免受过氧化物的损害。硒可以保护心血管和心肌健康,缺硒可引起以心肌损害为特征的克山病。硒在体内可与重金属结合起解毒作用。此外,硒还具有增强免疫力、促进生长、保护视觉器官及抗肿瘤作用。缺硒还可引起大骨节病。

2. 推荐摄入量与食物来源

我国成人硒的推荐摄入量为$50\mu g/d$,动物的肝、肾以及肉类,海产品都是硒的良好食物来源,但食物中的硒含量受当地水土中硒含量影响很大。

其他微量元素的功用见表2-6。

表2-6　其他矿物质的主要功能、食物来源及每日供给量

名称	主要功能	缺乏症状	食物来源	每日供给量
磷	构成牙、骨骼、核蛋白酶的主要成分;参与葡萄糖、脂肪、蛋白质代谢,维持酸碱平衡	骨骼,牙齿发育不正常,骨质疏松,软骨病,食欲缺乏等	蔬菜、肉、蛋	700mg(AI)
镁	牙齿和骨骼,细胞质要素,调节神经肌肉兴奋性,激活多种酶,维持酸碱平衡	肌肉震颤、手足抽搐、共济失调、心律失常、血压升高	粮谷、大豆、紫菜、动物内脏	350mg(AI)
铜	为含铜金属酶、铜蛋白成分,催化血红蛋白合成,维持神经纤维功能	贫血、生长迟缓、骨质疏松、白细胞减少	牡蛎、动物肝、鱼、绿色蔬菜	2.0mg(AI)
锰	为多种酶的激活剂,与性激素合成有关,与蛋白质及DNA合成有关	人体未见缺锰报道	粮谷、豆类、绿色蔬菜	3.5mg(AI)
铬	糖耐量因子,节省并激活胰岛素,参与核蛋白代谢	出现糖尿病体征、生长发育停滞及血脂增高	啤酒酵母、肝、牛肉、粗粮	50μg(AI)
钴	是维生素B_{12}的主要成分,促进红细胞生成	人体未见缺钴报道	肉、肝、肾、白菜、小米	—
钼	含钼酶的组成成分;有保护类固醇激素受体的作用	人体未见缺钼报道	奶及奶制品、干豆、谷类及制品、肝、肾	60μg(AI)

小结

　　本章主要介绍了能量以及蛋白质、脂类、糖类、维生素和矿物质的生理功能、缺乏症以及主要的食物来源,其中蛋白质、脂肪和糖类是产能营养素,维生素和矿物质不能产生能量,但每一种营养素都有其重要的生理功能。机体每天需要摄取适量的各类营养素,以防止缺乏引起疾病,同时也要注意某些营养素摄入过多或摄入不平衡可能对人体健康产生危害。

自测题

一、名词解释

1. 能量系数　2. 基础代谢　3. 基础代谢率
4. 食物的特殊动力作用　5. 必需氨基酸
6. 氨基酸模式　7. 限制氨基酸　8. 蛋白质的消化率
9. 蛋白质生物学价值　10. 蛋白质的互补作用
11. 必需脂肪酸　12. 糖类　13. 维生素
14. 微量元素

二、填空题

1. 癞皮病的典型症状为＿＿＿＿、＿＿＿＿和＿＿＿＿,简称"三D"症状。
2. 婴幼儿缺乏维生素D可引起＿＿＿＿,成人则可发生＿＿＿＿。
3. 维生素C的主要食物来源是＿＿＿＿和＿＿＿＿,成年人每日膳食中维生素C的推荐摄入量为＿＿＿＿。
4. 血红素铁存在于＿＿＿＿食物中,是与＿＿＿＿、

＿＿＿＿中的卟啉结合的铁,吸收率较高。

三、选择题

1. 评价食物蛋白质的质量高低,主要看(　　)
   A. 蛋白质的含量和消化率
   B. 蛋白质的消化率和生物学价值
   C. 蛋白质含量、氨基酸含量、生物学价值
   D. 蛋白质含量、蛋白质消化率和生物学价值
   E. 氨基酸组成、蛋白质互补作用的发挥
2. 蛋白质生物学价值的高低主要取决于(　　)
   A. 各种氨基酸的含量与比值
   B. 各种必需与非必需氨基酸的含量与比值
   C. 各种必需氨基酸的含量与比值
   D. 各种非必需氨基酸的含量与比值
   E. 限制氨基酸的含量与比值
3. 以下为人体非必需氨基酸的是(　　)
   A. 色氨酸　B. 苏氨酸　C. 蛋氨酸

D. 精氨酸　E. 赖氨酸

4. 食物中限制氨基酸的存在使机体（　　）
 A. 蛋白质的吸收受到限制
 B. 蛋白质供应热能受限
 C. 合成组织蛋白质受限
 D. 蛋白质分解代谢受限
 E. 机体氮平衡受限

5. 粮谷类食品中存在的第一限制性氨基酸是（　　）
 A. 谷氨酸　B. 组氨酸　C. 蛋氨酸
 D. 赖氨酸　E. 色氨酸

6. 豆类存在的第一限制氨基酸是（　　）
 A. 谷氨酸　B. 组氨酸　C. 蛋氨酸
 D. 赖氨酸　E. 色氨酸

7. 按照目前我国膳食习惯，膳食中蛋白质的主要来源是（　　）
 A. 肉、鱼、禽类　B. 豆类及豆制品
 C. 蛋、奶类　D. 粮谷类　E. 薯类

8. 脂肪摄入过多与许多疾病有关，因此要控制膳食脂肪的摄入量，一般认为脂肪的适宜的供能比例是（　　）
 A. 10%～15%　B. 60%～70%
 C. 20%～25%　D. 30%～40%
 E. 40%～50%

9. 必需脂肪酸与非必需脂肪酸的根本区别在于（　　）
 A. 前者是人体所必需的，而后者不是
 B. 前者可以在人体合成，而后者不能
 C. 前者不能在人体合成，而后者可以
 D. 前者不是人体所必需的，而后者是
 E. 以上都不是

10. 目前确定的最基本必需脂肪酸是（　　）
 A. 亚油酸、花生四烯酸、α-亚麻酸
 B. 亚油酸、α-亚麻酸
 C. 亚油酸、花生四烯酸
 D. α-亚麻酸、花生四烯酸
 E. 亚油酸

11. 以下哪种食用油中含必需脂肪酸较多（　　）
 A. 牛油　B. 花生油　C. 猪油
 D. 椰子油　E. 黄油

12. 以下不属于膳食纤维的是（　　）
 A. 纤维素　B. 果胶　C. 半纤维素
 D. 藻类多糖　E. 果糖

13. 人体的热能来源于膳食中蛋白质、脂肪和糖类，它们在体内的产热系数分别为（　　）
 A. 4kcal/g、9kcal/g、9kcal/g

B. 4kcal/g、9kcal/g、4kcal/g
C. 9kcal/g、4kcal/g、4kcal/g
D. 4kcal/g、4kcal/g、4kcal/g
E. 4kcal/g、4kcal/g、9kcal/g

14. 由于食物的特殊动力作用而增加的能量消耗，以何种营养素最多（　　）
 A. 脂肪　B. 糖类　C. 蛋白质　D. 混合膳食
 E. 酒精

15. 中国居民膳食中膳食纤维的重要来源是（　　）
 A. 肉类　B. 蛋类　C. 奶制品　D. 精制米面
 E. 水果蔬菜

16. 下列属于水溶性维生素的是（　　）
 A. 维生素A　B. 维生素C　C. 维生素D
 D. 维生素E　E. 维生素K

17. 维生素A缺乏最早出现的症状是（　　）
 A. 皮肤粗糙、毛囊角化　B. 皮下出血
 C. 暗适应能力下降　D. 眼干燥症
 E. 口角炎、唇炎

18. 人体皮下组织中的7-脱氢胆固醇，经紫外线照射可形成（　　）
 A. 维生素A　B. 维生素B族　C. 维生素C
 D. 维生素D　E. 维生素E

19. 患者张某，男性，25岁，面部患脂溢性皮炎，并有口角炎、唇炎、舌炎。患者可能缺乏（　　）
 A. 维生素A　B. 维生素B_1　C. 维生素B_2
 D. 烟酸　E. 维生素C

20. 下列哪一种物质在体内可转变为烟酸（　　）
 A. 色氨酸　B. 赖氨酸　C. 叶酸
 D. 脂肪酸　E. 维生素C

21. 关于维生素C以下说法不正确的是（　　）
 A. 人体不能合成，必须从食物中摄取
 B. 性质稳定，不易氧化破坏
 C. 烹调时加少量醋可以避免其被破坏
 D. 可促进胶原合成，防治维生素C缺乏病
 E. 主要来源于新鲜的蔬菜和水果

22. 钙的理想食物来源是（　　）
 A. 肉类　B. 鱼类　C. 奶及奶制品
 D. 蛋类　E. 蔬菜水果

23. 克山病是由于缺乏（　　）
 A. 钙　B. 铁　C. 锌　D. 碘　E. 硒

四、简答题

1. 何谓基础代谢，影响基础代谢的因素有哪些？
2. 何谓膳食纤维？有哪些生理功能？
3. 蛋白质互补对人们的膳食有何作用？
4. 简述维生素C的生理功能、缺乏症状及食物来源。

第3章

不同生理人群的营养

特殊人群包括孕妇、乳母、婴幼儿、青少年和老年人，人体在这些特殊生理阶段的营养需要与普通成年人不同，其膳食安排也要作相应的调整。如孕妇和乳母的营养要保证孕育和养育后代，儿童和青少年的营养要满足其生长发育的需要，老年人的营养要使其健康长寿。本章将探讨特殊人群的营养需要及合理膳食。

第1节　孕妇和乳母的营养

一、孕妇营养

（一）孕期的生理特点

妇女在怀孕期会发生一系列的生理性变化，以适应和满足胎儿在体内生长发育的需要。孕妇营养关系到母子健康。

1. 代谢改变　怀孕期间，在相关激素的影响下，母体的合成代谢增高，基础代谢水平升高，因此，孕妇对能量的需要增加。

2. 消化系统功能改变　怀孕早期，由于消化液分泌减少，胃肠蠕动减慢，出现消化不良、恶心、呕吐、食欲减退等妊娠反应；后期又因子宫增大而影响胃肠的活动，引起便秘、胃肠胀气。孕期对钙、铁、叶酸、维生素 B_{12} 等营养素的吸收增加，尤其是在妊娠的后半期。

3. 肾功能改变　妊娠期间，为了有利于胎儿和母亲所产生的代谢废物排出，肾小球滤过率增加，可引起葡萄糖、叶酸等营养素尿中排出增加。

4. 循环血量和血液成分的改变　孕期的血容量约增加 50% 而红细胞数量增加仅 20%，由于血容量增加大于红细胞数量增加，致使血液相对稀释，容易出现生理性贫血。血流量的增加以及血浆营养素水平较低有利于加速营养素的输送和代谢废物的排出。

5. 体重的变化　妊娠期母体最明显变化是体重增加，孕妇体重平均增加约 $10\sim12.5kg$，妊娠早期体重增长较慢，中期和后期体重增加迅速。增加的体重包括胎儿、胎盘、羊水和母体子宫、乳房的增大，血容量的增加，以及为泌乳而储备的脂肪和其他营养物质。妊娠期体重增加过多或过少均不利，孕期体重增长过快，可能引起胎儿生长过大，增加分娩困难，也使孕妇易发生妊娠高血压综合征和糖尿病；孕期体重增加缓慢，胎儿在子宫内生长发育迟缓，使早产儿、低体重儿发生率增高。

（二）孕妇的营养需求

根据胎儿生长发育的情况，一般将妊娠 $1\sim3$ 个月作为孕早期，$4\sim6$ 个月为孕中期，$7\sim9$ 个月为孕后期。因胎儿各阶段的生长速度不同，妊娠各期所需能量及营养素会有差异，总体来说，各种营养素的需要量都要比非孕期增加。

1. 能量　由于孕期代谢活动增加以及胎儿、胎盘、母体组织增长的需要，通过膳食摄入足够的能量对孕妇十分重要。孕早期由于对胎儿生长缓慢，孕妇基础代谢变化不明显，对能量的需要基本与怀孕前相近。孕中期和孕后期母体能量需求量增加,自怀孕 4 个月开始每日增加能量摄入量 200kcal。能量摄入也不宜过多,可定期测量体重,根据体重的增长情况来判断能量摄入是否适宜。

2. **蛋白质**　为满足母体和胎儿的生长需要,孕期对蛋白质的需要增加,孕妇在整个怀孕期需增加蛋白质储存约 1kg。中国营养学会建议孕妇膳食中蛋白质的增加量为:孕早期 5g/d,孕中期 15g/d,孕后期 20g/d。动物性食物等优质蛋白质和豆类蛋白质的摄入量应占蛋白质总量的 1/3 以上。蛋白质摄入量的充足与否对胎儿的大脑发育十分重要。孕妇摄入充足的蛋白质,不但能减少孕妇贫血、营养性水肿及妊娠毒血症的发生率,而且为产后乳汁分泌打下基础。

3. **脂类**　孕妇体内需要储存 3～4kg 脂肪以备产后泌乳。脂类中的磷脂和多不饱和脂肪酸对人类生命早期脑和视网膜的发育有重要作用。因此,孕妇膳食中应含有足够的脂类。孕妇每日脂肪摄入量占总能量的 20％～30％为宜,其中饱和脂肪酸、单不饱和脂肪酸、多不饱和脂肪酸的比例应为 1:1:1。

4. **糖类**　孕妇糖类摄入不足,处于饥饿状态时易出现酮症,因此,每天至少要进食 150～200g 糖类。由糖类所提供能量以占总能量 60％左右为宜。应多吃蔬菜和水果,有助于防治便秘。

5. **矿物质**

(1)钙:由于我国人民饮食中摄入钙普遍不足,母体平时储存钙不多,所以怀孕期要注意钙的补充。孕妇钙摄入不足会引起血钙下降,引起腰腿疼痛和小腿抽筋,严重者出现骨质疏松或骨质软化症;孕妇缺钙还将影响胎儿骨骼和牙齿发育,引起先天性佝偻病。孕期需增加储存钙约 30g,孕妇钙的适宜摄入量为孕中期每日 1000mg,孕后期每日 1200mg,宜多摄入含钙丰富的食品,如牛奶、虾皮、芝麻、豆类等。

(2)铁:孕期缺铁性贫血是一种常见的现象,我国孕妇贫血患病率平均为 35％左右,主要原因是孕期对铁的需要量增加,但膳食中铁摄入不足并且吸收利用率低。孕早期铁缺乏与早产、低出生体重以及孕期体重增长不足有关。孕妇铁的适宜摄入量为孕中期 25mg/d,孕后期 35mg/d。动物肝脏、动物血、瘦肉是铁的良好来源,含量丰富且吸收率高。

(3)锌:对孕早期胎儿器官形成极为重要,孕妇严重缺锌,可引起胎儿发育异常,导致先天畸形;另外孕期味觉异常也与缺锌有关。孕中、后期锌的适宜摄入量应增加至每日 16.5mg,锌的主要食物来源是肉类、鱼类及海产品,尤以牡蛎含量最高。

(4)碘:孕妇严重缺碘可致胎儿甲状腺功能低下,从而引起以生长发育迟缓、认知能力降低为主要表现的呆小症。我国已普及食用加碘盐,一般情况下不易出现碘缺乏。孕妇由于代谢旺盛,碘需要量增加,膳食中碘的推荐摄入量每日为 200μg,建议孕妇每日进食 1 次富碘的海产品,如海带和紫菜等。

6. **维生素**　对保持孕妇正常的生理代谢,促进胎儿正常发育有重要作用。孕早期有恶心、呕吐、食欲缺乏等现象,维生素 B_6 对减轻这些症状有帮助。孕妇缺乏维生素 B_1 时母体可能没有明显的表现,但胎儿出生后却可能出现先天性维生素 B_1 缺乏病。孕期维生素 B_2 缺乏时,胎儿可出现生长发育迟缓;缺铁性贫血也与维生素 B_2 缺乏有关,充足的维生素 B_2 有利于铁的吸收。孕妇维生素 B_{12} 供给不足会引起早产,这种现象多发在吸烟妇女。胎儿生长发育需要大量的维生素 C,孕妇缺乏时可能出现牙龈水肿、出血等症状。在北方日照不足的地方,尤其是在冬季,人体合成维生素 D 很少,应注意补充,孕妇应多在户外活动,以获得充足的维生素 D。怀孕早期补充叶酸可以有效地降低胎儿神经管畸形的发生,孕妇应每日补充 600μg 的叶酸。

（三）孕期的合理膳食

1. **孕早期膳食**　孕妇在怀孕早期的营养需要与孕前没有太大区别,值得注意的是妊娠反应对营养素摄入的影响，所以要选择能促进食欲、易消化的食物。烹调方式以清淡为宜，并适合孕妇的饮食习惯，目的是使孕妇尽可能多吃些食物。妊娠反应严重的孕妇不要拘泥于进餐时间和次数，可采用少食多餐的方法，只要想吃就吃，不但可减轻呕吐，还可增加进食量。

2. 孕中期膳食　孕中期胎儿生长发育速度加快，同时孕妇的妊娠反应消失，食欲明显好转，因此要增加能量和各种营养素的供给。可以在上、下两餐间加点心；注意食物的多样化，主食中可加一些粗杂粮；经常吃一些含铁丰富的食物如动物肝脏等；多食用新鲜蔬菜和水果，保证充足的鱼、肉、蛋、奶的供给。

3. 孕晚期膳食　孕晚期胎儿生长迅速，是大脑细胞增殖的高峰期，需要供给充足的必需脂肪酸，可多吃一些海鱼。胎儿体内的钙一半以上是在怀孕的最后两个月储存的，因此，孕妇应多吃奶类、鱼和豆制品；虾皮和芝麻酱含钙很高，可经常食用。胎儿要储存铁为出生后利用，母体也要储存一定量铁为分娩做准备，应经常吃一些动物肝脏和动物血。多吃蔬菜和水果可促进肠蠕动，防止便秘。能量摄入不宜过多，以保持适宜的体重增长为宜。

二、乳母营养

母亲怀胎十个月，生下宝宝后，就进入哺乳期要喂养宝宝。乳母的膳食要适应母亲本身的营养需要和分泌乳汁的需要，乳母营养不良是造成母乳分泌不足的主要原因之一。因此，根据乳母的营养需要，合理安排膳食，保证充分的合理营养供给十分重要。

（一）乳母的营养需要

1. 能量　乳母因本身的能量消耗和分泌乳汁的需要，对能量的需要量增加，我国营养学会推荐乳母每日应增加能量摄入 500kcal。乳母摄入能量是否充足直接影响泌乳量。哺乳后婴儿有满足感，能安静睡眠，在哺乳后 3～4 小时内无烦躁现象，且生长发育良好，表示乳汁的质量均适当。从母亲体重来看，如乳母体重迅速减轻，则表示能量摄入不足。

2. 蛋白质　人乳中蛋白质含量约 1.2g/100ml，乳母蛋白质的摄入量对分泌乳汁的质量有明显影响，当蛋白质摄入不足时乳汁分泌量会减少，因此，乳母需额外补充蛋白质 20g/d，以保证乳汁的质量。

3. 脂肪　母乳中脂肪含量及种类与乳母膳食中摄入的脂肪有关。脂类与婴儿脑发育有密切关系，尤其是其中的多不饱和脂肪酸。脂肪还可以促进脂溶性维生素的吸收。乳母摄入脂肪的量以占总能量的 25％～30％ 为宜。

4. 矿物质　人乳中钙含量约 34mg/100ml，如果乳母膳食中钙摄入不足，母体会动用体内钙储备来维持乳汁中钙含量，导致乳母患骨质疏松症，因此，乳母应多食用含钙丰富的食品，多晒太阳以利于钙的吸收。乳母每日膳食钙的适宜摄入量为 1200mg。由于铁不能通过乳腺输送到乳汁，母乳中铁含量较少，乳母每日铁的适宜摄入量为 25mg。

5. 维生素　哺乳期对各种维生素的需要都增加，多数水溶性维生素都可通过乳腺分泌进入乳汁，并自动调节其含量，当乳汁中含量达一定程度即不再增加。补充维生素 B_1 能促进食欲，并有促进乳汁分泌作用，乳母维生素 B_1 严重缺乏可导致婴儿患维生素 B_1 缺乏病。脂溶性维生素中维生素 A 可以少量通过乳腺进入乳汁，膳食补充维生素 A 可提高乳汁中维生素 A 的含量。维生素 D 不能通过乳腺，因此，母乳中维生素 D 含量很低，不能满足婴儿需要。维生素 E 有促进乳汁分泌的作用，补充维生素 E 可使泌乳量增加。

6. 水　饮水不足使乳汁分泌量减少，因此，乳母每天应多喝水和吃些流质食物，如排骨汤、鸡汤、鱼汤、汤面等。

（二）乳母的合理饮食

1. **供给充足的优质蛋白质**　动物性食物如蛋、禽、肉类、鱼、奶等可提供优质蛋白质,宜多食用;此外,可多选些豆制品食用。

2. **多吃含钙丰富的食品**　乳及乳制品含钙量高、易吸收是最好的钙来源,经常食用一些含钙丰富的食物,如小鱼、小虾、豆类和深绿色蔬菜等,必要时可适当补充钙制剂。

3. **多吃蔬菜和水果**　可增加食欲、防止便秘、促进乳汁分泌,是乳母不可缺少的食物,每天要保证供应 500g 以上。

4. **饮食多样化,荤素搭配、粗细粮搭配**　乳母饮食应做到荤素搭配、粗细粮搭配,这样不仅可保证各种营养素的供给,也可使蛋白质起到互补作用,提高蛋白质的生物学价值。乳母 1 日食谱举例见表 3-1。

表 3-1　乳母 1 日食谱举例

餐次	饭菜名称	食品名称	重量(g)
早餐	煮挂面	白面/猪肝	100/20
		鸡蛋/番茄	50/100
	牛奶	鲜牛奶	250
加餐	煮鸡蛋	鸡蛋	50
	水果	鲜枣	50
中餐	米饭	籼米	150
	香菇蒸鸡	母鸡/香菇	80/5
	猪脚汤	猪脚/干鱿鱼	80/5
	炒白菜苔	白菜苔	200
加餐	水果	苹果	200
晚餐	米饭	籼米	150
	红焖牛肉	肥瘦牛肉	50
	鲫鱼豆腐汤	鲜鲫鱼/豆腐/小白菜	80/100/50
	油炒胡萝卜	胡萝卜	100
全日烹调用油			30

注:以上食谱可提供蛋白质 111g、能量 2745kcal。

5. **多吃一些煮或煨的动物性食品**　食用时要同时喝汤,这样既可增加营养,又可补充水分,有利于乳汁的分泌,如鲫鱼汤、鸡汤、猪蹄汤等食物。

6. **注意不吸烟,避免饮酒和咖啡**　因为其中的有毒和刺激性成分可通过乳汁分泌转给婴儿;乳汁分泌会因情绪、压力、紧张和焦虑而减少,因此,平时要保持心情愉快。

合理饮食可促进产妇乳汁分泌

可促进乳汁分泌的食物主要是富含蛋白质的食物,如肉、鱼、鸡和鸡蛋等,炖、熬最佳。吃肉和汤,既可补充产妇需要的营养素,又可促进乳汁分泌,各种肉汤、鸡汤、鱼汤、骨头汤可直接增加乳汁的分泌量。此外,还可以采用一些药膳,如通草猪蹄汤、赤小豆红糖粥、花生猪蹄汤、鲤鱼大米粥、鲫鱼汤等,均具有一定的催乳作用,不妨一试。

第2节 婴幼儿营养

案例3-1

　　患儿，女性，1岁，体重3.9kg，身高63cm，未出牙，因生长发育迟缓前来求治。患儿为足月顺产，生后无母乳，喂奶糕（大米粉）、米粥、面食及碎菜等，未吃过牛奶、奶粉、鱼肝油，常腹泻。

　　体格检查：消瘦、面色苍白、皮下脂肪消失，皮肤干燥，弹性差，肌肉松弛，不会坐，两眼结膜干燥，血红蛋白100g/L。

　　治愈腹泻后改喂牛奶，每日250ml分五次喂，逐渐增加至每日50～750ml；同时给鱼肝油并逐渐添加蛋黄、豆制品、肉类、蔬菜和水果。经常到户外晒太阳。1个月后眼结膜干燥消失，2个月后下门齿萌出2枚，3个月后体重7kg，身高69cm，萌出门齿6枚，血红蛋白120g/L，可坐起，逐渐恢复如正常儿。

　　出生1～12个月为婴儿期，1～3岁为幼儿期，婴幼儿生长发育迅速，代谢旺盛。婴幼儿消化和免疫系统发育不成熟，易发生消化与营养代谢紊乱，抗病能力弱，易患传染病。能否做到营养充足、膳食合理，不仅影响生长发育，还会影响今后一生的健康。

一、婴儿营养

（一）婴儿的生理特点

　　婴儿期是儿童生长发育最快的一年，也是人类生命生长发育的第一个高峰期，1周岁时婴儿体重将增加至出生时的3倍，身高将增加至出生时的1.5倍。大脑仍处于迅速发育期，至1岁时已接近成人脑重的2/3。如此迅速的生长发育需要大量的营养物质，可是婴儿的消化器官发育未成熟，胃容量小，消化能力较弱，因此，如何科学地喂养婴儿就显得极为重要。

（二）婴儿的营养需要

　　1. 能量　婴儿对能量的需要相对高于成年人，年龄越小，每千克体重的能量需要越多。婴儿的能量消耗包括基础代谢、食物热效应、活动和生长发育的能量消耗，中国营养学会建议婴儿能量的推荐摄入量为每日每千克体重95kcal，非母乳喂养儿应增加20％。

　　2. 蛋白质　婴儿的蛋白质需要量按每千克体重计算要高于成年人，婴儿快速生长的身体需要大量的蛋白质，对各种必需氨基酸的需要量也高于成人。母乳中所含必需氨基酸的数量和比例适合婴儿需要，吸收率高达90％，利用率也较高，母乳喂养的婴儿蛋白质推荐摄入量为2g/（kg·d）。牛奶蛋白质的营养价值不及人乳，故用牛奶喂养的婴儿为3.5 g/（kg·d），混合喂养者为4 g/（kg·d）。蛋白质缺乏时，会影响婴儿生长发育，特别是大脑发育；严重缺乏时发生营养不良性水肿。

　　3. 脂肪　是婴儿能量和必需脂肪酸的重要来源，必需脂肪酸也是人类生长发育所必需的，婴儿神经系统的发育需要必需脂肪酸的参与。脂肪还能促进脂溶性维生素的吸收。我国营养学会建议婴儿脂肪摄入量占总能量的适宜比例为：6个月以内45％～50％，6个月以上35％～40％。脂肪摄入过多可引起食欲缺乏、消化不良及肥胖。

　　4. 糖类　是主要的供能营养素，有助于完成脂肪氧化和节约蛋白质；糖类还是脑细胞代谢能源物质。婴儿在出生后即能消化乳糖、蔗糖、果糖、葡萄糖，但缺乏淀粉酶，所以应在婴儿3～4个月后才开始添加淀粉类食物。婴儿膳食中缺少糖类可能会出现酮症。婴幼儿糖类提供的能量应占总能量50％左右。

　　5. 矿物质　是机体生长发育所必需的营养素，在婴儿时期具有极为重要的作用。婴儿容易缺乏的矿物质主要有钙、铁、锌。

(1) 钙:婴儿在生长过程中体内需要储存大量钙,钙是骨骼和牙齿的重要成分,在骨骼和牙齿发育形成的关键时期钙缺乏所导致的损害成年后不可弥补。婴儿所需要的钙主要来自母乳,母乳中钙含量虽然低于牛奶,但母乳钙磷比例适宜,乳糖含量丰富,因此,母乳中的钙比较容易吸收,母乳喂养的婴儿一般不会有明显的缺钙。婴儿每天钙的适宜摄入量为 400mg,生长速度快、个头大的孩子对钙需要量较多,乳和乳制品是婴儿理想的钙的来源。

(2) 铁:婴儿出生后体内有一定的铁储备,可满足其最初几个月的需要。由于母乳中铁含量很少,婴儿在 4~6 个月后开始需要从膳食中补充铁,添加含铁丰富的辅助食物,如米粉、肝泥及蛋黄等。6 个月~1 岁婴儿铁的适宜摄入量为 10mg/d,1~3 岁为 12mg/d。铁缺乏除了引起缺铁性贫血之外,还可影响婴儿行为和智能发育。

(3) 锌:婴儿缺锌会导致食欲缺乏,味觉异常,生长发育迟缓,大脑和智力发育受损等。母乳喂养的婴儿在 5 个月前因体内储存的锌可供利用而不会缺乏,但在 5 个月以后需要从膳食中补充。婴儿锌的推荐摄入量 6 个月前为 1.5mg/d,6 个月之后为 8mg/d。

6. 维生素 几乎所有的维生素缺乏时都会影响婴儿的生长发育。母乳中的维生素尤其是水溶性维生素含量受乳母的膳食和营养状态的影响,膳食均衡的乳母,其乳汁中维生素一般能满足婴儿的需要,只有维生素 D 含量较低。

(1) 维生素 A:婴儿维生素 A 摄入不足可影响体重增长,甚至出现眼干燥症等;但摄入过量可引起中毒,出现呕吐、脱发、头痛、皮疹、昏睡等症状。母乳中含有较丰富的维生素 A,用母乳喂养的婴儿一般不需额外补充。6 个月以上婴儿维生素 A 的推荐摄入量为每天 400μgRE,用浓缩鱼肝油补充维生素 A 应注意不要过量。

(2) 维生素 D:它对婴儿的生长发育十分重要,缺乏可导致佝偻病。母乳及牛奶中维生素 D 含量很低,所以婴儿出生后 2~3 个月就应添加维生素 D 制剂每日 10μg,同时应多晒太阳,以预防佝偻病。人体皮肤经阳光照射,可使体内维生素 D 含量增加,夏天婴儿的户外活动较多,日照较充裕,可少补充或不补充;冬天婴儿接受日照少,可适量补充。

(3) 其他维生素:母乳喂养婴儿不易缺乏维生素 C,但牛奶喂养易发生维生素 C 缺乏,因为牛奶中维生素 C 含量较低,煮沸、消毒又会破坏一部分,所以人工喂养要适量补充维生素 C,如维生素 C 含量丰富的菜泥、橘子汁、苹果汁、枣泥等。人工喂养的婴儿尤其是早产儿还应注意补充维生素 E。

(三) 婴儿喂养

婴儿在不同生长时期营养需要不同,所以要选择适宜的喂养方式,来满足婴儿生长发育的营养需要。婴儿喂养方式主要有三种:母乳喂养、人工喂养、混合喂养。

1. 母乳喂养的优点 母乳是婴儿最理想的天然食品,母乳喂养对于婴儿有着任何食物都不可替代的优点。联合国世界卫生组织大力提倡母乳喂养,要求 4 个月以内的婴儿母乳喂养率要达到 80% 以上。

(1) 母乳中营养素齐全:母乳能全面满足婴儿的需要,能提供 4~6 个月婴儿生长发育所需的全部营养素;各种营养素的含量及比例适合婴儿的需要并且容易被婴儿消化吸收。

1) 母乳蛋白质以乳清蛋白为主,在胃内形成稀软的凝乳,易于消化吸收;母乳含有较多牛磺酸,能满足婴儿脑组织发育需要。

2) 富含丰富的必需脂肪酸。母乳中的脂肪以不饱和脂肪酸为主,并易于消化吸收,母乳中丰富的亚油酸及 α-亚麻酸能有效地预防婴儿湿疹。

3）母乳中乳糖含量高于牛乳。乳糖在肠道可促进钙的吸收,促进乳酸杆菌等肠道有益菌群的生长,抑制腐败菌和肠道致病菌的生长繁殖,有利于婴儿肠道的健康。

4）母乳的钙磷比例适宜,容易吸收。

5）母乳中维生素的含量受乳母营养状况的影响,维生素 A、E 及 C 含量比牛乳高。

（2）母乳(尤其是初乳)中含有丰富的抗感染物质:母乳喂养能增强婴儿对疾病的抵抗力。母乳中含免疫球蛋白、淋巴细胞、溶菌酶及吞噬细胞等多种免疫物质,可帮助婴儿呼吸道和消化道抵御细菌及病毒的侵袭。所以出生后应尽快让婴儿吃到初乳,也就是分娩后几天内所分泌的乳汁。

（3）母乳喂养经济、方便、卫生:健康的母乳是无菌的,而且温度适宜;母乳很少引起过敏;母乳喂养的婴儿也不容易患腹泻和呼吸道感染。

（4）有利于母婴身心健康:母乳喂养可增进母婴间的感情交流,促进婴儿的智力发育;同时婴儿的吸吮可反射性引起催乳素分泌并有利于子宫的收缩和恢复。乳汁分泌可逐渐消耗妊娠期储备的脂肪,有利于乳母的体形恢复。

2. 混合喂养　因母乳不足或母亲因工作或其他原因,不能按时哺乳时,采用牛乳或婴儿配方奶粉代替部分母乳喂养的方法称为混合喂养。混合喂养的方法是先喂母乳,再喂牛乳或其他代乳品。母乳不足也仍应坚持每天哺乳的次数不少于 3 次,让婴儿吸空乳汁,这样有利于刺激乳汁的分泌。

3. 人工喂养　因各种原因不能对婴儿母乳喂养,全部用其他食品代替母乳喂养的,称为人工喂养。常用的代乳品有牛奶、羊奶、奶粉、奶糕和婴儿配方奶粉等。选择配方奶粉时应注意根据婴儿的月龄选择不同的产品,并逐渐添加各种断奶食物,完成从乳类到其他食物的过渡。

4. 婴儿辅助食品

（1）添加辅助食品的目的:婴儿生长 4～6 月龄时,单纯的母乳喂养已不能满足婴儿对能量和各种营养素的需要,应开始添加其他食物,并逐渐减少哺乳次数和哺乳量,直至完全停止母乳喂养而过渡到幼儿膳食,这一过程称为断奶,大约需要半年或更长的时间,在此期间不可突然停止哺乳。断奶期给婴儿添加的食品可统称为辅助食品或断奶食品。添加辅助食品的目的一方面是为了补充母乳的不足,满足婴儿生长发育的需要,同时使婴儿逐步接受和适应母乳以外的其他食品,直到有一天可以顺利断奶。

（2）添加辅助食品原则:添加辅助食品要根据婴儿的营养需要和消化能力循序渐进,从少到多、从稀到干、从软到硬、从一种到多种,逐渐增加食物的品种和数量,使婴儿能逐渐适应。

1）添加辅助食品的时间:通常在 4～6 月龄开始,至 8～12 月龄完全取代母乳。4 个月前添加断奶食品对婴儿生长并无益处,相反还会引起胃肠道感染、食物过敏、腹泻等;但也不宜迟于 6 个月,以免婴儿营养不良。

2）添加的品种和数量:应先添加谷类及其制品,以后逐步添加蔬菜、水果、蛋黄、肝泥及细的肉泥等,再后是肉类、全蛋、豆类等。要让婴儿适应一种食品后再试用另一种,不要同时添加几种新食品。添加食品的数量应从少量开始到适量,同时要注意观察婴儿食后的反应。

3）对食品加工的要求:应充分考虑婴儿的消化能力,由流质到半流质,再到半固体至固体食物。添加的食物中可加适量的食用油,少加盐、糖等调味品,同时要注意食物和食具的卫生。

（3）添加辅助食品的顺序

1）4～6 月龄:首先可添加淀粉类食物,如铁强化的米粉、米汤、米糊、稀粥等。

2）6～7 月龄:可增加菜泥、水果泥,先添加蔬菜很重要,这样蔬菜更易为婴儿接受。

3）7～9 月龄:添加饼干、面包等固体食物以促进牙齿的萌出和增强咀嚼能力;添加含优质蛋白质的食物,如蛋黄、肝泥、鱼泥等。

4) 10～12 月龄:可添加面条、饺子、馄饨、豆腐、碎菜、肉末等。

二、幼儿营养

1～3 岁的幼儿生长发育虽不如婴儿迅速,但也非常旺盛。幼儿期的智能发育较快,已能独立行走,活动量大大增加,但幼儿的咀嚼和消化吸收功能尚未完全发育完善,这个时期的幼儿容易发生消化不良及某些营养缺乏病。

1. 幼儿的营养需要　幼儿的能量需要量平均每日为 1200kcal,约为母亲的一半,蛋白质、矿物质和维生素的需要量已达到成人的一半以上。这一时期如喂养不当,往往会导致营养不良、生长发育迟缓,出现维生素 A 缺乏、缺铁性贫血、佝偻病等营养缺乏病。

2. 幼儿的膳食组成　幼儿膳食从婴儿期的以乳类为主过渡到以谷类为主,奶、蛋、鱼、肉及蔬菜和水果为辅的平衡膳食,膳食中提供的能量和各种营养素要适合幼儿的需要。每日膳食中应有一定量的牛奶、瘦肉、鸡蛋、鱼类、豆制品、蔬菜和水果等食物,幼儿的每周膳食中应安排一次动物肝、动物血及至少一次海产品以补充维生素、矿物质。奶和奶制品仍是不可缺少的食物,也是幼儿期钙的主要来源,每日应供应牛奶 250～500g。

3. 合理烹调　烹调方法应与成人有别,与幼儿的消化能力相适应。幼儿食物烹调宜采用清蒸、焖煮,做到细软、碎、烂,易于幼儿咀嚼和消化,避免刺激性强和油腻的食物,食物制作以原汁原味最好。

4. 膳食安排　幼儿消化力弱,胃容量尚小,因此在饮食上应少吃多餐,每日三餐外,应有两次加餐。幼儿的早餐极为重要,不吃早餐易患消化道疾病;晚饭后除水果或牛奶外逐渐养成不再进食的好习惯,尤其睡前忌食甜食,预防蛀牙。

5. 注意饮食卫生,培养良好的饮食习惯　饭前洗手,不吃不洁食物。吃饭时应暂停其他活动,专心进食。不挑食、不偏食、不贪食、少吃零食。

第 3 节　儿童与青少年营养

儿童、青少年要健康成长必须有充足的营养作保障。儿童、青少年是人类对营养需要量最多的时期,对营养素缺乏也最为敏感,营养对其生长发育、身体健康和智力发展及学习运动成绩有重要影响。

一、儿童营养

案例3-2

小明为什么营养不良

患者小明,9 岁,从小随父母素食,未有明显的不适,但身高比同龄孩子矮,体质也较弱。在学校上学时学习上反应慢,父母认为孩子可能缺钙,前来咨询。小明正处于生长发育时期,由于长期素食,导致膳食中优质蛋白质摄入偏低,钙、铁和某些维生素也可能摄入不足,引起生长发育迟缓,个子较矮小,体质也较弱,影响学习效率。建议应调整膳食结构,食物要多样化,荤素搭配,如父母坚持素食,每天可以给孩子增加一个鸡蛋和一杯牛奶;此外,可多吃一些豆类和豆制品,以改善其营养状况。

(一)儿童的生理特点

4～6 岁为学龄前儿童,7～12 岁为学龄儿童,儿童的生理特点有以下几点。

（1）身高体重保持稳步增长，每年体重增加约 2kg，身高增长 5～7cm。

（2）学龄前儿童咀嚼及消化能力有限，正处于长牙和换牙时期，学龄前儿童的咀嚼能力仅是成人的 40％，消化能力尚未发育成熟，尤其对固体食物需要较长时间适应，不能过早进食成人膳食，其膳食应特别烹制。

（3）儿童期易出现饮食无规律、偏食、吃零食过多，影响营养素的摄入与吸收。这时培养良好的饮食习惯和卫生、生活习惯很重要。

（二）儿童的营养需要

1. 能量和蛋白质　儿童的消耗能量包括基础代谢、食物热效应、各种活动和生长发育。4～6 岁儿童的能量的推荐摄入量为 1400～1700kcal/d，学龄儿童的能量推荐供给量为 1700～2300kcal/d。儿童的能量消耗个体差异较大，好动的儿童比安静的儿童可能高数倍。儿童蛋白质营养不良，不仅影响儿童的体格和智力发育，也使免疫力低下，患病率增加。4～6 岁儿童蛋白质推荐摄入量为 50～55g/d，7 岁以上为 60～75g/d。蛋白质供能应占总能量的 14％～15％，其中来源于动物性食物的优质蛋白质应占 50％。经常食用牛奶和肉类的儿童通常比食用谷物的儿童长得更高大，并且抗病能力也较强。

2. 脂类和糖类　儿童每日每千克体重需脂肪约 4～6g，脂肪供能占总能量的 30％左右为宜，要多选择鱼类等水产品。学龄前儿童已基本完成了向以谷类为主的膳食的过渡，膳食中糖类适宜摄入量占总能量的 55％～65％为宜，应以含有复杂糖类的谷类为主，薯类、蔬菜、水果也有一定量的糖类和膳食纤维，这也是儿童所需要的，不宜食用过多的糖、甜食和含糖饮料。

3. 矿物质　儿童的骨骼生长需要充足的钙，3～6 岁儿童钙的适宜摄入量为 600～800mg/d，7～12 岁儿童为 800～1000mg/d。奶和奶制品钙含量丰富，吸收率高，是儿童最理想的钙来源。儿童生长发育快，需要的铁较多，每千克体重约需要 1mg/d 的铁；此外，儿童与成人不同，内源性可利用的铁较少，其需要的铁更依赖富铁食物的补充，所以儿童期最常见营养缺乏病是缺铁性贫血。铁缺乏对儿童行为发育可产生不良影响，对儿童智力发育也有损伤。儿童的适宜摄入量为 10～12mg/d，动物肝脏、动物血和瘦肉是铁的良好来源。锌缺乏儿童会出现生长发育迟缓，食欲缺乏，异食癖，性成熟推迟，抵抗力差而易患各种感染性疾病等，儿童锌的参考摄入量是 10～15mg/d。高蛋白食物含锌较高，尤其海产品是锌的良好来源。

4. 维生素　维生素 A 对促进儿童生长，尤其是促进骨骼生长有重要作用，维生素 A 还有维持正常的视功能作用，儿童膳食中维生素 A 的推荐摄入量为 600～700μg RE/d，可每周摄入一次含维生素 A 丰富的食物（如动物肝脏），每天摄入一定量蛋黄、牛奶和蔬菜。为了预防佝偻病和骨质疏松症，应供给充足的维生素 D，中国营养学会建议儿童每日补充维生素 D 10μg。

精加工谷类食物为主的膳食可使儿童出现维生素 B_1 缺乏，儿童膳食中维生素 B_1 的推荐摄入量为 0.7～1.2mg/d。缺铁性贫血的儿童常伴有维生素 B_2 缺乏，儿童维生素 B_2 推荐摄入量为 0.7～1.2mg/d。维生素 C 能促进发育和增强儿童对疾病的抵抗力，预防维生素 C 缺乏病。有些儿童偏食，不爱吃蔬菜。家长应以身作则，在烹调时可将菜切碎一些，煮得软一些，以方便儿童食用。儿童维生素 C 的推荐摄入量为 60～90 mg/d。

（三）儿童的合理膳食

1. 学龄前儿童膳食

（1）根据学龄前儿童的营养需要和生理特点，每日应供给主食如米、面等 150～200g，鸡蛋 1 个，鱼、禽、肉 100g，蔬菜 150g，水果适量，牛奶或豆浆 200～250g。

（2）烹调时蔬菜要切碎，米饭要煮的软，瘦肉加工成肉末，鱼要去刺骨，将各种各样食物合理搭配,注意色、香、味,但应少用食盐和调味品。

(3) 幼儿胃容量小,又活泼好动,容易饥饿,可适当增加餐次。在早、中、晚三餐之外加两次点心或牛奶、水果等。

(4) 培养儿童良好的饮食习惯。如饭前要洗手,不要吃零食,吃饭时不要讲话或看电视,要细嚼慢咽,专心进餐,从小养成不挑食、不偏食、不贪食的良好饮食习惯。学龄前儿童一日食谱举例见表3-2。

表 3-2　学龄前儿童一日食谱举例

餐次	饭菜名称	食品名称	重量(g)
早餐	包子	标准粉/猪瘦肉	50/10
	煮鸡蛋	鸡蛋	50
	牛奶	鲜牛奶	250
加餐	水果	苹果	100
中餐	米饭	籼米	80
	蒸牛肉丸	牛肉/香菇	20/5
	炒西兰花	西兰花	100
	紫菜豆腐猪肝汤	猪肝/豆腐/紫菜	20/50/5
加餐	豆奶	豆奶粉	10
	核桃薄脆饼		15
晚餐	米饭	籼米	80
	油煎带鱼	鲜带鱼	50
	油炒胡萝卜	胡萝卜	50
	韭菜猪红汤	猪血/韭菜	25/25
	全日烹调用油		15
合计	能量1460kcal;蛋白质62g		

2. 学龄儿童膳食

(1) 合理的膳食组成:学龄儿童应合理食用各类食物,按平衡膳食的要求,主、副食应搭配适宜,充分发挥蛋白质的互补作用。每餐应有荤有素或粮豆菜混食,不要前一餐只有米饭、馒头、蔬菜,而下一餐有肉还有蛋,这样不利于营养素的吸收和利用。

(2) 保证一日三餐吃饱吃好,尤其是要保证吃好早餐。一般早餐应占全日总量的30%左右,午餐占35%～40%,晚餐占30%～35%。不吃早餐或早餐没吃好会使小学生在上午第2节课后出现饥饿感,出现心慌、乏力、注意力不集中,数学运算、逻辑推理能力及运动耐力等下降;经常不吃早餐不仅影响学习成绩,还会对健康产生危害。

(3) 养成少吃零食的习惯,饮用清淡饮料,重视户外活动以避免发胖。

二、青少年营养

青少年指13～18岁的孩子,也就是中学生。这个时期也称为青春期;是人生生长发育的第二高峰期,也是形成强健体魄和健康心理的重要阶段。加强青少年的营养,培养良好的生活方式和饮食习惯,对他们一生都有重要影响。

(一)青少年的生理特点

1. 身高体重急剧增长　是青少年时期最重要的特点。身高每年可增加5～7cm,个别的可达10～12cm;体重年增加4～5kg,个别的可达8～10kg。

2. 生殖系统迅速发育,第二性征逐渐明显　男、女生青春发育期开始的年龄是不同的,女生比男生早。女生的青春期从 11 岁开始一直持续到 18 岁左右,而男生一般从 13 岁开始至 20 岁左右结束。在这个时期,男生的肌肉和骨骼发育均比女生显著,而女生脂肪组织的积累则大于男生。

(二)青少年的营养需要

1. 能量　青少年对能量的需要与生长速度成正比,生长发育需要的能量约为总能量供给的 25%～30%。青少年不但生长快,活动量也大,学习负担重,因此,对能量和营养的需要超过成人。能量长期摄入不足可出现消瘦和抵抗力下降,影响生长发育、学习和活动能力;但摄入过多则可造成青少年肥胖。青少年能量的推荐摄入量为 2400～2900kcal/d。

2. 蛋白质　青少年需要摄入较多的蛋白质以满足迅速生长发育的需要。蛋白质是体重增加的物质基础,青少年蛋白质的推荐摄入量为 80～85g/d,其中优质蛋白质应占 50%。蛋白质摄入不足时可导致发育迟缓,抵抗力降低,甚至影响智力发育;严重的还可出现营养不良性水肿。

3. 矿物质　为满足骨骼迅速生长发育的需要,青少年钙的适宜摄入量为 1000mg/d。伴随着第二性征的发育,女孩月经期失血,铁的丢失增加,需要量也较大。铁缺乏除引起贫血外,也可能降低学习能力、免疫力和抗感染能力。青春期贫血是女生常见的疾病,青少年铁的推荐摄入量为 20mg/d。锌可促进性器官的发育、成熟,缺锌可出现第二性征发育不全,性功能低下,锌的推荐摄入量为 15mg/d。青春期甲状腺功能增强,需要更多的碘,碘缺乏在青少年时主要表现为甲状腺肿,青春期甲状腺肿发病率较高,需注意预防,碘的推荐摄入量为 150μg/d。

4. 维生素　青少年时期对维生素 B₁、维生素 B₂、烟酸的需要量增加,以满足机体能量代谢和合成代谢的需要。维生素 D 是否充足对骨骼的快速生长影响较大,青春期维生素 D 的需要量与成人相同。维生素 C 可促进铁的吸收,青春期女孩因叶酸缺乏引起的巨细胞性贫血发病率较高。青少年处于迅速生长发育的时期,且面临紧张的学习和考试,补充各种维生素不容忽视。

(三)青少年的合理膳食

1. 多吃谷类　谷类是我国膳食中主要的能量和蛋白质的来源,青少年应多吃谷类,保证充足的能量,每天约需谷类 400～500 g。在品种上可适当选择一些粗粮、杂粮。

2. 食物多样化　食物多样化可提供人体需要的各种营养素,每天应摄入鱼、禽、肉、蛋等动物性食品 200～250g,奶类 300ml,蔬菜 500g,其中绿叶蔬菜类不低于 300g。

3. 参加体力活动,避免盲目减肥　女孩子为减肥而盲目节食,引起体内新陈代谢紊乱,抵抗力下降,易患传染病;严重者可出现低血糖,甚至因厌食导致死亡。正确的减肥方法是合理控制饮食,少吃高能量的食物和肥肉、糖果、油炸食物、含糖饮料等;同时应经常运动,使能量的摄入和消耗达到平衡,以达到和保持适宜的体重。

链接

复习和考试期间的饮食

复习、考试期间,生活和学习节奏都比较紧张,大脑活动处于紧张状态,在饮食安排上要按照平衡膳食的原则,做到食物多样。首先要保证摄入足够的糖类和能量,葡萄糖是大脑唯一可以利用的能源。脑力劳动还需要供给充足的蛋白质和必需氨基酸,可选择鱼、瘦肉、牛奶、豆制品,这些食物不仅能提供优质蛋白质,还能提供磷酰胆碱,有增强记忆作用。此外,还要多吃些新鲜蔬菜和水果,这些食物中含丰富的胡萝卜素、维生素 C 和膳食纤维。动物肝脏中含丰富的铁,铁是血红蛋白的组成成分,与氧的运输有关,有利于减缓疲劳,集中注意力。其次应注意合理烹调,荤素搭配,做一些孩子喜欢吃的食物。早餐不仅要让孩子吃饱,而且还要吃好,午餐可以丰盛一些,晚餐不要太油腻。要注意饮食卫生,不要在街头小摊买东西吃,少吃或不吃生、冷食物,以免引起胃肠道疾病。

4. **养成良好的饮食习惯**　有些青少年喜欢吃零食,这是青少年通过不规律的饮食补充正餐摄取能量不足的一个途径。可选择一些低糖、低脂肪的食品,如奶制品、水果、坚果、爆米花、薯类等作为课间餐,但要限制零食的摄入量,也不要在正餐前吃零食,以免影响食欲。如果一日三餐能满足人体的营养需要,最好不要吃零食。

第 4 节　老年人营养

我国 60 岁以上的老年人已占总人口的 10％以上,中国已进入老年型社会。合理营养有助于延缓衰老,预防疾病,达到健康长寿和提高生命质量的目的;而营养不良或营养过剩则可能加速衰老,并且是许多老年常见病的重要原因。

一、老年人的生理特点

1. **代谢功能降低**　老年人基础代谢随年龄的增长而降低,由于蛋白质合成速度减慢,老年人易发生水肿和营养性贫血。

2. **消化系统功能减退**　老年人由于牙齿脱落,牙龈疾病以及唾液分泌减少,影响食物的咀嚼和消化;味觉和嗅觉的减弱能降低食欲;消化液、消化酶及胃酸分泌量减少,致使食物消化和吸收受影响,肠蠕动缓慢,从而引起便秘。

3. **骨组织矿物质减少**　老年人骨组织矿物质减少,尤其是钙减少,因而出现骨密度降低,所以老年人易发生骨质疏松症及骨折。

4. **体内氧化损伤加重**　人体内氧化反应产生的自由基能引起细胞膜的损害和细胞内脂褐素堆积,如沉积在皮肤可出现老年斑。老年人心肌和脑组织中脂褐素沉积明显高于青年人,自由基引起的细胞功能损害是导致衰老和某些疾病的重要原因。

5. **老年人常患有各种慢性病,吃药较多**　某些疾病和药物可影响营养素的吸收、利用。

二、老年人的营养需要

1. **能量**　老年人由于基础代谢率降低及活动量减少,所需能量也相应减少,60 岁以后每增加 10 岁能量供给量递减 5％～10％。衡量能量供给是否适当的最好方法是经常称体重,以保持适宜体重为宜。

2. **蛋白质**　老年人分解代谢大于合成代谢,蛋白质的合成能力较差,而且对蛋白质的吸收、利用能力降低,如摄入不足,易出现蛋白质缺乏;另一方面由于老年人肝、肾功能降低,摄入过多的蛋白质可加重肝、肾负担。因此,蛋白质的摄入量以每日每千克体重 1.0～1.2g 为宜,蛋白质提供的能量占总能量的 12％～14％。应选择生物利用率高的优质蛋白质,如奶、蛋、瘦肉、鱼等动物性食品和大豆可提供优质蛋白质,尤其是豆制品很适合老年人食用。

3. **脂肪**　老年人对脂肪的消化功能下降,所以脂肪的摄入不宜过多,以占总能量的 20％～30％为宜。高脂肪饮食易引起高脂血症、动脉粥样硬化、冠心病等,应控制饱和脂肪酸含量多的动物脂肪的摄入。

4. **糖类**　老年人糖耐量降低,血糖调节作用减弱,摄入过多的糖类在体内可转化为三酰甘油,这些可能与心血管病及糖尿病发病率高有关。老年人糖类摄入量以占总能量 55％～65％为宜。应多选择粗粮、杂粮,不宜食含蔗糖高的食物。果糖易被老年人吸收利用。老年人宜多吃水果、蔬菜等富含膳食纤维的食物,可增强肠蠕动,防止便秘。

5. **矿物质**　老年人因胃酸分泌减少,胃肠功能减退,合成维生素 D 的能力减弱,从而影响到钙的吸收,加上体内代谢过程中对钙的储存和利用率下降,常发生钙负平衡,故老年人易发生骨质疏松,并易骨折。因此,应注意摄入含钙丰富的食品,并经常晒太阳。老年人对铁的吸收能力下降,铁储备减少,易发生缺铁性贫血,要多吃含铁丰富的食品。铁的吸收利用与维生素 C、维生素 B_2 和叶酸有关,上述维生素供应充足时,铁的吸收利用率高。

6. 维生素　老年人的生理功能下降,特别是抗氧化功能和免疫功能下降,因此,摄入充足的维生素十分重要。人体老化的种种表现与缺乏维生素的表现类似。维生素 A 能维持上皮组织健康,增强抗病能力,维生素 A 和胡萝卜素摄入充足可降低肺癌发生,老年人应注意多食用黄绿色蔬菜、水果。维生素 D 的补充有利于防止骨质疏松症,老年人要适当增加一些户外活动时间。维生素 E 是一种天然的脂溶性抗氧化剂,有延缓衰老的作用,并能增加机体免疫功能。维生素 C 是水溶性抗氧化剂,可促进胶原蛋白的合成,保持毛细血管的弹性,减少脆性,防止老年人血管硬化;并可降低胆固醇,增强免疫力;还可促进铁的吸收,因此,老年人应保证维生素 C 的摄入量。

三、老年人的合理膳食

1. 平衡膳食尤为重要　老年人必须从膳食中获得足够的各种营养素,尤其是维生素、矿物质等微量营养素。因此,老年人的膳食应多样化,才能保证各种营养素的摄入。吃多种多样的食物还能利用食物营养素互补的作用,达到合理营养的目的。

2. 食物要粗细搭配,易于消化　老年人的膳食要粗细搭配,多吃些粗粮、杂粮,包括全麦面、玉米、小米、高粱、荞麦等,这些食物比精白米面含有更多的营养成分。烹调要注意色、香、味,食物要适合老年人的咀嚼和消化功能。

3. 多吃蔬菜、水果和豆制品　蔬菜和水果是多种维生素的重要来源,蔬菜中含有大量膳食纤维,可刺激肠蠕动,预防老年性便秘。水果中的苹果酸、枸橼酸等有机酸可以促进消化液分泌。豆制品含有丰富的蛋白质以及生物活性物质,可预防心、脑血管疾病和骨质疏松症。老年人为了便于咀嚼和消化,可以把蔬菜切细、煮软,水果切细或榨汁。

4. 养成每天喝牛奶的习惯　牛奶是钙的良好食物来源,摄入充足的奶类有利于预防骨质疏松症和骨折。如喝牛奶后牛奶中乳糖不能被分解而有腹胀甚至腹泻,可用酸奶或用豆浆代替牛奶。

5. 适量食用动物性食品　禽肉含蛋白质较多而脂肪含量少,比牛、羊、猪肉更适合老年人食用,且禽肉细嫩,易于消化;鱼、虾也易于消化,尤其海鱼对于防治高脂血症和动脉粥样硬化有一定作用。

6. 积极参加适度的体力活动　保持能量平衡。

7. 老年人一日食谱举例

早餐:面包(50g)、牛奶(200g)、鸡蛋(40g)。

午餐:肉丝扁豆丝焖软面(挂面 125g、猪肉 40g、扁豆 100g),西红柿白菜汤(西红柿 100g、白菜 100g),西瓜(300g)。

晚餐:米饭(125g),虾仁烩鲜蘑(虾仁 75g、鲜蘑 100g),油菜豆腐汤(油菜 200g、豆腐 50g、虾皮 10g)。

8. 老年人六不要

(1) 不要使用过烫的水洗澡,否则会使全身的毛细血管扩张,导致心脑等重要器官相对供血不足,十分危险。

(2) 不要空腹进行运动,否则会增加心脏的负担,并极易引发心律不齐,导致猝死。

（3）不要吃太凉或太热的食物,否则会诱发冠状动脉痉挛,易造成猝死。

（4）不要酗酒,酗酒会增加心脏的负担,引起肝脏的病变。

（5）不要吸烟,吸烟伤害肺。

（6）不要做过于激烈的转头运动,很有可能导致急性脑缺血,使老年人发生昏厥现象。

小结

本章介绍了不同生理时期的几种特殊人群的营养需要和膳食要求。孕妇和乳母要满足自身和胎儿、婴儿的营养需要,因而对营养素的需求增加,膳食的配制应食物多样化,多吃一些鱼、肉、蛋、奶和海产品,乳母应多喝汤汁,可促进乳汁分泌。婴幼儿期是生长发育旺盛的时期,能量和各种营养素的供给尤为重要,母乳是婴儿最理想的食物,4 个月以后的婴儿应开始逐渐添加其他食物。幼儿应注意各种食物的合理搭配,食物加工要细软碎烂,易于消化吸收。儿童、青少年的膳食要保证提供充足的能量和各种营养素,以满足他们生长和学习的需要。老年人的膳食要食物多样化,荤素搭配,易于消化,多吃粗粮及蔬菜水果,饮食宜清淡、少盐。

自测题

一、名词解释

1. 人工喂养　2. 混合喂养　3. 婴儿辅助食品

二、填空题

1. 营养不良的孕妇体重增加缓慢,胎儿在子宫内生长发育迟缓,容易使_____、_____发生率增高。

2. 孕中期胎儿_____速度加快,同时孕妇的_____消失,食欲明显好转。因此,要增加能量和各种营养素的供给。

3. 婴儿喂养方式有_____、_____、_____等。

4. 母乳是婴儿_____天然食品,联合国世界卫生组织大力提倡母乳喂养,要求_____以内的婴儿母乳喂养率要达到 80% 以上。

5. 添加辅助食品要根据婴儿的_____和____,循序渐进,逐渐增加食物的品种和数量。

三、选择题

1. 下列哪种物质的缺乏能导致胎儿神经管畸形的危险性增加（　　）

　A. 维生素 D　B. 叶酸　C. 钙　D. 铁

　E. 维生素 B_2

2. 婴儿膳食中缺少下列哪一种营养素可能会引起酮症（　　）

　A. 蛋白质　B. 必需脂肪酸　C. 锌

　D. 维生素 A　E. 糖类

3. 下列哪一种维生素不易通过乳腺分泌到乳汁中（　　）

　A. 维生素 A　B. B 族维生素　C. 维生素 C

　D. 维生素 D　E. 维生素 E

4. 婴儿开始添加辅助食品的适宜时期应是（　　）

　A. 2～3 月龄　B. 4～6 月龄　C. 8～10 月龄

　D. 5～7 月龄　E. 10～12 月龄

5. 关于幼儿的膳食要求不正确的是（　　）

　A. 食物多样化　B. 少量多餐

　C. 1 岁以后可以不再饮牛奶

　D. 每周一次海产品　E. 水果不能代替蔬菜

6. 给婴儿添加辅助食品时首先添加的食品是（　　）

　A. 谷类及其制品　B. 豆类及其制品

　C. 蔬菜和水果　D. 蛋类　E. 肉类

7. 老年人脂肪摄入量以占总能量多少为宜（　　）

　A. 5%～10%　B. 10%～15%　C. 15%～20%

　D. 20%～25%　E. 25%～35%

8. 老年人保证充足的维生素 E 供给量主要是为了（　　）

　A. 抗疲劳　B. 增进食欲　C. 降低胆固醇

　D. 防止便秘　E. 增强机体的抗氧化功能

四、问答题

1. 叙述孕妇在不同孕期的合理膳食要求。

2. 母乳喂养有哪些优点?

3. 婴儿辅助食品添加原则有哪些?

4. 青少年考试复习期的饮食该如何安排?

5. 为什么说儿童和青少年要特别注意吃好早餐?

6. 老年人的膳食应注意哪些问题?

第4章

各类食物的营养价值

人体所需的能量和营养素主要从食物中获得。自然界可供人类食用的天然食物有数百种,根据其来源可分为植物性食物和动物性食物两大类。前者包括谷类、豆类、蔬菜、水果等;后者包括肉类、蛋类、乳类等。食物的营养价值是指食物中所含营养素和能量能满足人体营养需要的程度,包括营养素的种类、数量及其相互间的比例,以及被人体消化吸收和利用的效率等几个方面。自然界的食物各具特色,其营养价值各不相同。除了人乳能基本满足 4 个月以内婴儿的营养需要外,没有一种食物能够完全满足人体的营养需要。营养素的种类和含量可因食物的种类、品系、部位、产地和成熟程度等不同而存在差异,食品在加工过程中对其理化性质和营养成分也会产生一定程度的影响。因此,了解各种食物的营养价值,才能合理选择、充分利用各种食物,达到合理营养,促进健康的目的。

第1节　谷类食物的营养价值

谷类包括大米、小麦、玉米、高粱、荞麦、小米等。在我国的膳食结构中,谷类食物占有重要地位,是我国居民的主食。人体每天所需的热能 60%～70% 来源于谷类,所需的蛋白质有50%～60% 由谷类及其制品提供。此外,谷类食物还是矿物质和 B 族维生素的主要来源。

一、谷类食物的结构和营养素分布

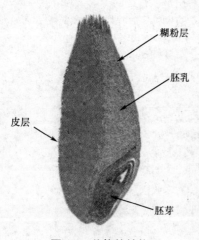

图 4-1　谷粒的结构

谷类食物具有相似的结构,都是由谷皮(又称谷壳)、糊粉层、胚乳、胚芽四部分组成(图 4-1)。

1. 谷皮　位于谷粒的最外层,主要成分为纤维素、半纤维素,含有较高的矿物质和脂肪。因谷皮不能被人体消化吸收,在加工时被弃去。

2. 糊粉层　位于谷皮下层,含有较多的蛋白质、脂肪、丰富的 B 族维生素及无机盐。在加工过程中糊粉层的营养素会部分丢失,加工越精细丢失的越多。

3. 胚乳　为谷类的主要组成部分,含大量淀粉和一定量蛋白质。

4. 胚芽　位于谷粒的一端,富含脂肪、蛋白质、无机盐、B 族维生素和维生素 E,但在加工时胚芽易与胚乳分离而混入糠麸中丢失。

二、谷类的营养价值

谷类的营养成分因品种、产地、加工方法的不同而有较大差异。

1. 蛋白质　谷类蛋白质含量一般为 7%～12%,其中大米的蛋白质含量低于小麦,但大米蛋白质的生物学价值高于玉米和小麦,利用率较高。谷粒外层蛋白质含量较高,加工越精细蛋白质含量越低。谷类蛋白质的氨基酸组成比例与理想蛋白质有较大的差异,一般都缺乏赖氨酸(小麦蛋白质还缺乏苏氨酸,玉米蛋白质还缺乏色氨酸),而亮氨酸又往往过剩,造成蛋白质的氨基酸不平衡,所以谷类蛋白质营养价值低于动物蛋白质。为了提高谷类蛋白质的营养价值,常采用赖氨酸强化和蛋白质互补的方法。

2. 脂类　谷类含脂肪低,一般为 1%～2%,玉米和小米可达 4%,主要集中在谷胚和谷皮部分。谷类脂肪中主要由不饱和脂肪酸组成,其中 60% 是亚油酸,具有降低血清胆固醇和防止动脉粥样硬化的作用。

3. 糖类　谷类糖类主要成分是淀粉,主要集中在胚乳中,含量约 70%～80%,此外还有糊精、果糖和葡萄糖等。淀粉在烹调过程中因受热在水中溶胀、分裂、发生糊化作用,变得容易为人体消化吸收,是人类最理想、最经济的能量来源。

4. 维生素　谷类是B族维生素的重要来源,包括维生素 B_1、维生素 B_2、烟酸、维生素 B_6、叶酸、泛酸、生物素等,此外还含有一定量的维生素 E,主要分布在糊粉层和胚部,小米和玉米还含有少量胡萝卜素。

5. 矿物质　谷类中含有钾、钙、磷、镁、铁和锌等矿物质,但由于它们多以植酸盐的形式存在,不易被人体吸收。

三、谷类的合理利用

1. 合理加工　谷类加工有利于食用的消化吸收,还能增加食物的感官性状,但由于蛋白质、脂类、矿物质和维生素主要在谷粒糊粉层和胚芽中,因此,加工精度越高,营养素损失就越多。长期食用精白米、面会导致人体维生素 B_1 缺乏,引起脚气病;反之,粮食加工过于粗糙,虽然可保留较多的营养成分,但感观性状较差,而且不利于营养素的消化吸收。因此,谷类的合理加工,既能保持良好的感观性状、容易被人体消化吸收,还能减少营养素的破坏和损失,在预防营养缺乏病方面起到良好效果。

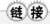

面粉按性能和用途分为专用面粉(如面包粉、饺子粉、饼干粉等)、通用面粉(如标准粉、富强粉)、营养强化面粉(如增钙面粉、富铁面粉、"7+1"营养强化面粉等)。

面粉按精度分为特制一等面粉、特制二等面粉、标准面粉、普通面粉等。

面粉按蛋白质含量分为:

1. 高筋面粉　蛋白质含量为 12%～15%,宜做面包、起酥点心、泡芙点心等。

2. 低筋面粉　蛋白质含量为 7%～9%,适宜制作蛋糕、甜酥点心、饼干等。

3. 中筋面粉　中筋面粉是介于高筋面粉与低筋面粉之间的一类面粉。蛋白质含量为 9%～11%,通常用来做饺子、包子、馒头之类的食物。

2. 合理烹调　烹调可以改善食物的感官性状,促进消化吸收,可杀灭食物中可能存在的有害微生物,但烹调过程也会损失一些营养物质。如米类食物在淘洗过程中,维生素 B_1 可损失 30%～60%,维生素和烟酸可损失 20%～25%,矿物质损失 70%。淘洗次数越多,浸泡时间越长,水温越高,营养素损失越多。谷类食物在烹调过程中,B族维生素有不同程度的损失,若烹调不当时损失更为严重。如电饭煲做饭保温时间过长,炸制面食时油温过高,加碱蒸煮等。因此,谷类食物在烹调时要少搓少洗,少炸少烤,适量加碱。

3. 合理储存 谷类在一定条件下可以储存很长时间而质量不会发生变化,但当环境温度高、湿度大时,谷粒呼吸作用增强,会使谷粒发热,促进霉菌生长,引起谷粒霉变,失去食用价值。故谷类应储存于避光、通风、干燥及阴凉的环境中。

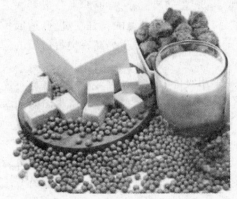

图4-2 豆及豆制品

第2节 豆类及豆制品的营养价值

豆类可分为两大类:①大豆类,按种皮颜色可分为黄、青、黑、褐和双色大豆五种;②其他豆类,包括蚕豆、豌豆、绿豆、小豆、芸豆及豇豆等。豆制品是由大豆或绿豆等原料制作的半成品食物,包括豆浆、豆腐脑、豆腐、豆腐干、豆芽及豆腐乳等。大豆及豆制品是我国居民膳食中优质蛋白质、脂肪、钙等营养素的重要来源(图4-2)。

一、豆类的营养价值

1. 蛋白质

(1) 大豆类:大豆是植物体的繁殖器官,蛋白质含量较高约为30%～35%,因此,在我国膳食结构中具有重要意义。大豆蛋白质中所含必需氨基酸的组成与人体需要非常符合,属优质蛋白,特别是富含谷类蛋白质中缺少的赖氨酸,但蛋氨酸含量较少,因此,如果把大豆制品和其他谷类食物混合食用可以提高蛋白质的利用率。

(2) 其他豆类:如绿豆、蚕豆、豌豆、芸豆等的蛋白质含量低于大豆,约20%～25%,高于谷类蛋白。

(3) 豆制品:豆制品蛋白质含量差别较大,如豆腐干、素鸡等蛋白质含量较高可达16%～20%;豆腐脑、豆浆等蛋白质含量较少,只有2%左右。

2. 脂类

(1) 大豆类:大豆脂肪含量在15%以上,脂肪组成以不饱和脂肪酸居多,约85%,其中亚油酸占51%～57%,亚麻酸占2%～10%。是防治冠心病、动脉粥样硬化、原发性高血压等疾病的理想食物。

(2) 其他豆类:其他豆类脂类含量较低,约1%。

3. 糖类

(1) 大豆类:大豆糖类含量约为30%～35%,其组成比较复杂,几乎不含淀粉,而约有一半为不能被人体消化吸收的棉籽糖和水苏糖。

(2) 其他豆类:其他豆类糖类含量较高,约60%,绿豆、赤小豆含量更高,其组成主要以淀粉形式存在,含有少量的糖类,如赤小豆,故食用时有甜味。

(3) 豆制品:豆制品糖类含量较低,如豆腐干、烤麸等含量约10%,豆浆仅含1%,所以豆制品是糖尿病患者的优良食物。

4. 矿物质　大豆类和其他豆类都含有丰富的矿物质,如钙、铁、磷、锌、钠、钾等,含量约2%～4%,其中大豆中含量略高于其他豆类。豆类是植物性食物中矿物质的良好来源。特别是大豆中含钙丰富,是儿童和老年人膳食钙的极好来源。

5. 维生素　豆类含有胡萝卜素、维生素 B_1、维生素 B_2、烟酸、维生素 E 等,干豆类几乎不含维生素 C,但大豆和绿豆做成豆芽后,维生素 C 含量显著升高。

二、豆类营养价值的影响因素

豆类中含有一些抗营养因素,可影响人体对某些营养素的消化和吸收,对人体健康和食物质量产生不良影响。故在食用豆类食物时,应合理加工和烹调,使豆类食物充分发挥营养价值。

1. 蛋白酶抑制剂　蛋白酶抑制剂是存在于大豆类、棉籽、花生、油菜籽等植物中,能抑制人体内多种蛋白酶的活性,影响蛋白质的消化和吸收,抑制人与动物的生长发育。经过加热煮熟可以破坏蛋白酶抑制剂的活性,还能提高豆类食物的消化率。因此,豆类食物应加热煮熟后再食用。

2. 豆腥味　大豆中含有脂肪氧化酶,可以氧化分解豆类中的不饱和脂肪酸,产生豆腥味和苦涩味。采用95℃以上加热10～15分钟以及纯化大豆脂肪氧化酶等方法可消除豆腥味。

3. 植酸　大豆中的植酸可以与锌、铁、镁、钙等矿物质螯合成不溶性复合物,使这些矿物质难以被人体吸收和利用。将大豆发芽或加工成豆制品,可以使植酸分解,提高矿物质的利用率。

4. 胀气因子　大豆糖类中的棉籽糖和水苏糖,在肠道微生物的作用下发酵产生气体,故将两者称为胀气因子。大豆通过加工制成豆制品时可消除胀气因子。

5. 植物红细胞凝血素　凝血素是能使人和动物红细胞凝集的一种蛋白质。食用后能引起头晕、头痛、恶心、呕吐、腹泻等症状,加热能破坏植物红细胞凝血素。

三、豆类及其制品的合理利用

1. 合理加工　豆类在加工过程中,经过细磨、加热等处理,能使消化吸收率显著提高。如整粒熟大豆的蛋白质消化率仅为65.3%,加工成豆浆可达84.9%,豆腐可达92%～96%。大豆和绿豆发芽后的维生素含量明显增高,如黄豆芽,每100g含有8mg维生素C。

2. 合理烹调　大豆中含有蛋白酶抑制剂、植物红细胞凝血素、脂肪氧化酶等抗营养因子,影响营养素的吸收利用,还对人体健康产生不良影响。经过加热煮熟后这些因子即被破坏,所以大豆及其制品须经过加热煮熟后再食用。在煮烧豆类时加入食用碱可使食物酥软,但是会破坏食物中的B族维生素和维生素C,故烹调豆类食物时不宜放入食用碱。

3. 合理搭配　豆类蛋白质含有较高的赖氨酸,与蛋氨酸丰富的谷类食物混合食用,能较好地发挥蛋白质的互补作用,提高蛋白质的利用率。

第3节　蔬菜和水果的营养价值

蔬菜和水果的品种很多,可以丰富膳食式样,增进食欲,同时富含维生素C、胡萝卜素、维生素 B_2 和钠、钾、钙、镁等,是上述营养素的主要食物来源,也是我国居民膳食的重要组成部分(图4-3)。蔬菜可分为叶菜类、根茎类、瓜茄类、鲜豆类;水果可分为鲜果、干果和坚果。所含

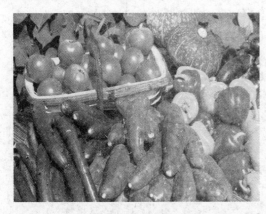

图 4-3 各类蔬菜

营养成分因其种类不同,差异较大。

一、蔬菜、水果的营养成分

1. **蛋白质和脂肪** 除坚果和鲜豆类蔬菜外,其他蔬菜和水果的蛋白质和脂肪含量均较低,蛋白质含量一般不超过2%,脂肪含量一般不超过1%。鲜豆类蔬菜含蛋白质较多,坚果中蛋白质和脂肪含量均高,如西瓜子和南瓜子中蛋白质含量达30%以上,松子、榛子、葵花子等脂肪含量达50%以上。

2. **糖类** 不同的蔬菜和水果糖类含量差异较大,低者仅含0.5%,高者可达40%以上。含糖类较低的果蔬有黄瓜、柚子、西红柿、草莓等;含糖类较高的果蔬有栗子、莲子、甘蔗、椰子、毛豆、金针菜、香蕉等。蔬菜水果中食物纤维素、半纤维素、木质素、果胶是膳食中各种膳食纤维的主要来源。

3. **维生素** 新鲜蔬菜、水果富含维生素C、胡萝卜素、维生素B_2、叶酸等维生素,是我国居民维生素的重要来源。维生素C在代谢旺盛的花、茎、叶内含量丰富,叶菜类高于瓜茄类,深色蔬菜高于浅色蔬菜;水果中鲜枣、橙、柑橘、猕猴桃含量丰富。胡萝卜素在绿色、黄色和橙色蔬菜中含量较多,如胡萝卜、南瓜、苋菜;水果中柑橘、芒果、杏含量丰富。叶酸广泛分布于各类蔬菜、水果中,绿叶蔬菜中含量尤为丰富。

链接

> 膳食纤维属于糖类中的一类多糖,是植物的可食部分,不能被人体消化吸收,遇到水会膨胀起来,或者变成透明胶状物质,在肠道内容易被肠道细菌发酵和利用,增大了肠道废弃物——粪便的体积,增加了肠道的蠕动,有利于粪便顺利排出体外,被称为"肠道清道夫"。

4. **矿物质** 蔬菜、水果中含矿物质种类较多,包括钠、钾、钙、镁、磷、铁、锌、硒、铜等,是膳食矿物质的主要来源之一。绿叶蔬菜中钙含量较多,大蒜、芋头、马铃薯、腰果中硒含量较高,枣、黑芝麻中铁含量较高,榛子中含有丰富的锰。

二、蔬菜和水果的合理利用

(一)蔬菜的合理利用

1. **蔬菜的合理选择** 蔬菜中含有丰富的维生素,一般叶部含量高于根茎部,嫩叶含量高于枯叶,深色菜叶高于浅色菜叶。故在选择蔬菜时,应选择新鲜、色泽深的蔬菜。

2. **蔬菜的合理加工与烹调** 蔬菜中所含的维生素和矿物质易溶于水,维生素易被氧化破坏,所以蔬菜宜先洗后切,不宜长时间放置和浸泡。在烹调蔬菜时应做到先洗后切,急火快炒,开汤下菜,炒好即食。蔬菜中含有草酸,影响钙、铁的吸收,食用含草酸多的蔬菜时可先在开水中烫一下,以利于钙、铁吸收。

3. **蔬菜的合理利用** 蔬菜中含有多种芳香物质和色素,能增进食物色、香、味,有些蔬菜还含有特殊生理活性的植物化合物,如大蒜中含有植物杀菌素和含硫化合物,具有抗菌消炎、降低血清胆固醇的作用;洋葱、西红柿中含类黄酮,具有保护心、脑血管、预防肿瘤、保护维生素活性的作用;萝卜中含有淀粉酶,具有促进消化作用。

（二）水果的合理利用

1. 水果的合理储存　鲜果类水分含量高,易腐烂,宜冷藏。坚果水分含量低,但含油坚果易氧化或滋生霉菌变质,应隔绝空气,保存在阴凉干燥处。

2. 水果的合理利用　水果中含有丰富的维生素和矿物质,但也含有大量的非营养物质,虽然有的能防病治病,但有时也可致病,食用时应予注意。如梨性寒凉,有清热降火、润肺去燥等功能,但胃肠不适、发热者不能生食,慢性肠炎、糖尿病患者忌食;红枣可增加机体抵抗力,对体虚乏力、贫血者适用,但下腹胀满、大便秘结者不宜食用。

第 4 节　畜禽肉及水产类的营养价值

畜禽肉及水产类的营养价值较高,是人类需要的优质蛋白质、脂类、脂溶性维生素、B 族维生素和矿物质的主要来源。

一、畜禽肉的营养价值

畜禽肉类包括畜肉类和禽肉类。畜肉类是指猪、牛、羊、狗、兔等牲畜的肌肉、内脏及其制品,禽肉类包括鸡、鸭、鹅、鸽、鹌鹑等的肌肉、内脏及其制品。禽肉与畜肉相比脂肪含量少,肉质更加细嫩,味道更鲜美。

1. 蛋白质　畜禽肉类中的蛋白质大部分存在于肌肉和结缔组织中,含量一般为 10%～20%,蛋白质中含人体必需氨基酸充足,种类和比例接近人体需要,易消化吸收,营养价值很高,属于优质蛋白质。肉类食物中赖氨酸和色氨酸含量高于面粉,可以将肉类食物与谷类食物搭配食用,起到蛋白质互补作用。

2. 脂类　脂类包括脂肪和类脂。畜禽肉类脂肪含量变化比较大,因动物品种、年龄、肥瘦程度、部位等不同而异,一般在 10%～30% 之间。畜肉中,猪肉的脂肪含量最高,羊肉次之,牛肉最低,兔肉为 2.2%。与畜肉相比,禽肉脂肪含量较少。畜肉类脂肪的主要成分以饱和脂肪酸(SFA)为主,熔点较高。禽肉脂肪含有较多的亚油酸,熔点低,易于消化吸收。瘦肉中胆固醇含量较低,肥肉比瘦肉高,内脏中含量最高,脑中胆固醇含量最高,每 100g 可达 2000mg以上。

3. 糖类　畜禽肉类糖类含量极少,主要以糖原的形式存在于肌肉和肝脏中。健康动物在屠宰前因过度疲劳,糖原含量降低;宰杀后如果放置时间过长,因酶的分解,糖原含量下降,乳酸相应增高。

4. 维生素　畜禽肉类提供多种维生素,以 B 族维生素和维生素 A、D 为主。内脏中维生素含量高于肌肉,肝脏是各种维生素集中的器官,特别富含维生素 A 和维生素 B_2,维生素 D的含量在鸡肝中最高。维生素 A 在牛和羊的肝脏中的含量最高,维生素 B_2 的含量则以猪肝最丰富。

5. 矿物质　畜禽肉类中矿物质的含量一般为 0.8%～1.2%,瘦肉中的含量高于肥肉,内脏高于瘦肉。肉类是铁和磷的良好来源,畜禽肉中的铁主要以血红素形式存在,消化吸收率高,而且不易受食物中其他因素的干扰。钙的含量较低,但吸收率高。此外,畜禽肉还含有较多的硫、钾、钠、铜、硒等。

刚屠宰的肉最新鲜、最好吃吗

　　猪、牛屠宰后,在常温下肌肉要经过僵直、后熟、腐败三个阶段。刚屠宰完的猪、牛肉,由于肌肉中的糖原等物质先分解为肌酸等酸性物质,肌肉中的肌凝蛋白成分开始凝固,此阶段肌肉纤维粗硬,有不愉快的气味,食用时味道较差。随着糖原的继续分解使肌肉组织变松,肉体进入后熟阶段,此阶段肌肉松软多汁,并具有一定弹性,这时肉的滋味最为鲜美。后熟过程产生的乳酸,还具有一定杀菌作用。此后,如肉体继续在常温下存放,组织开始自溶,使肌肉中蛋白质分解释放出具有臭鸡蛋的硫化氢气味,使肌肉外观变成暗绿色,无弹性,肉体腐败。因此,后熟阶段的猪牛肉的新鲜度和口感最为理想。

二、水产类的营养价值

　　水产类包括鱼类、甲壳类、软体动物类、虾类等,是人类蛋白质、无机盐和维生素的良好来源。

　　1. *蛋白质*　鱼类蛋白质含量为15%～22%,平均18%左右。鱼类蛋白质含有人体所必需的各种氨基酸,氨基酸组成与禽肉类接近,利用率在85%以上。鱼肉比畜禽肉更容易消化,鱼汤中含氮浸出物较多,味道鲜美,冷却后易形成胶胨。

　　2. *脂类*　鱼类脂肪含量很少,一般为3%～5%,多由长碳链高级不饱和脂肪酸组成,主要是二十碳五烯酸(EPA)和二十二碳六烯酸(DHA),一般占脂肪的70%以上,熔点较低,常温下呈液态,人体消化吸收率为95%。

深海鱼油

　　深海鱼油是一种纯天然,不含任何防腐剂及人工色素的天然补品。含丰富的多不饱和脂肪酸DHA和EPA。DHA和EPA是大脑、神经系统的重要组成部分,具有健脑益智的功效。DHA和EPA还具有降低胆固醇、预防心血管疾病的功能,预防血栓形成,减少动脉硬化和高血压、降低血液黏稠度、促进血液循环、消除疲劳、缓解痛风和风湿性关节炎。

　　3. *糖类*　鱼类中糖类的含量很低,约1.5%,主要以糖原形式存在。

　　4. *维生素*　鱼肉含有一定数量的维生素A和维生素D,维生素 B_1、维生素 B_2、烟酸等的含量也较高,而几乎不含维生素C。一些生鱼制品中含有硫胺素酶,大量食用生鱼可能造成维生素 B_1 的缺乏。

　　5. *矿物质*　鱼类矿物质的含量为1%～2%,稍高于畜禽肉,主要有镁、钙、磷、铁、锌、铜、碘等,海产鱼类富含碘。

三、加工烹调对营养素的影响

　　不同的加工方法对营养价值的影响不一。在一般的加工烹调过程中,肉类食品的蛋白质营养价值不会有大的影响。肉类腌制时,维生素、蛋白质、无机盐损失较少,肉类烟熏时可以造成B族维生素损失。高温加热时间过长可以引起肉类中蛋白质的破坏。肉类炖、煮时,无机盐和水溶性维生素部分溶入汤内,可以尽量多喝汤,以防止过多营养素的损失。制作罐头食品时,肉中的B族维生素破坏较多。因此,较长时间进食罐头食品时,注意B族维生素的补充。

第5节　奶类及奶制品的营养价值

　　奶类包括牛乳、羊乳、马乳等,奶类经浓缩、发酵等工艺可制成奶制品,如奶粉、酸奶、炼乳等。奶类含有人体所需的多种营养成分,尤其适合母乳不足的婴儿、生长发育期的儿童及青少年、老年人。

一、奶的营养价值

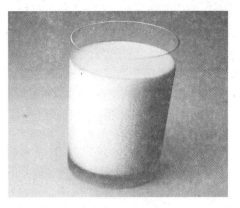

图 4-4　牛奶

奶类为乳白色的复杂乳胶体(图 4-4),微酸性,乳类的水分约 83%,味道温和,稍有甜味,具有特有的奶香味。富含优质蛋白质、维生素 A、维生素 B_2、和钙等营养物质。

1. 蛋白质　牛奶中的蛋白质含量平均为 3.0%;羊奶中的蛋白质含量为 1.5%,低于牛乳;人乳中的蛋白质含量为 1.3%,低于牛肉和羊乳。

牛乳蛋白质主要由酪蛋白、乳清蛋白和乳球蛋白组成,酪蛋白约占牛乳蛋白质的 80%,其余为乳清蛋白和乳球蛋白。奶类蛋白质为优质蛋白质,生物价为 85,容易被人体消化吸收。

2. 脂类　奶中脂肪含量约 3%,其中油酸占 30%,亚油酸和亚麻油酸分别占 5.3% 和 2.1%。乳中磷脂含量约为 20～50mg/100ml,胆固醇含量约为 13mg/100ml。随饲料、季节的不同,乳中脂类成分略有变化。脂肪以微粒状的脂肪球的形式分散在乳汁中,容易消化吸收,吸收率达 97%。奶中脂肪是脂溶性维生素的载体,对奶的风味和口感起着重要的作用。

3. 糖类　奶中糖类的含量为 4%～7%,主要以乳糖形式存在。人乳含量最高,羊乳居中,牛乳最少。奶类中乳糖可调节胃酸与消化液的分泌,促进胃肠蠕动和钙的吸收,且为婴儿肠道内双歧杆菌的生长所必需,利于生长发育。成年人由于不经常饮用,体内乳糖酶活性过低,大量食用奶制品可能引起乳糖不耐症,出现腹泻等症状。

4. 维生素　奶中含有人体需要的各种维生素,包括维生素 A、维生素 D、维生素 E、维生素 K、各种 B 族维生素和微量的维生素 C,其含量受饲养条件和季节变化的影响。如维生素 D 含量与光照时间有关,而维生素 A 和胡萝卜素的含量则与饲料密切相关。

5. 矿物质　奶中的无机盐含量为 0.7%～0.75%,富含钙、磷、钾等。发酵奶中钙含量高并具有较高的生物利用率,为膳食中最好的天然钙来源。牛奶中铁含量很低,如以牛乳喂养或混合喂养婴儿,应从 4 个月起注意补充含铁丰富的食物如蛋黄、肝泥、青菜泥等。

二、奶制品的营养价值

奶制品是指将新鲜乳根据不同需要加工制成的奶类食品,主要包括消毒牛奶、炼乳、奶粉、酸奶等。因加工工艺不同,乳制品营养成分有很大差异。

1. 消毒鲜奶　消毒鲜奶是将新鲜生牛奶经过过滤、加热杀菌后分装出售的液态奶。消毒鲜奶除可使维生素 B_1 和维生素 C 损失 20%～25% 外,营养价值和新鲜的生牛奶相差不大。

2. 奶粉　奶粉是将消毒后的牛奶经浓缩除去 70%～80% 水分后,喷雾干燥制成的粉状食品。根据食用要求可制成全脂奶粉、脱脂奶粉、调制奶粉等。

全脂奶粉颗料小,溶解度高,无异味,营养成分损失少,营养价值较高,适合普通人食用。

脱脂奶粉是将鲜奶脱去脂肪,再浓缩除水分后喷雾干燥制成的奶粉,脂肪仅为 1.3%。脱脂过程使脂溶性维生素损失较多,其他营养成分变化不大。脱脂奶粉适合腹泻婴儿及需低脂膳食的人群食用。

调制奶粉也称"母乳化奶粉",是以牛奶为基础,参照人乳组成的模式和特点加以调制,使其更适合婴儿的生理特点和需要。调制奶粉主要是减少了牛乳粉中的酪蛋白、脂肪、钙、磷和钠的含量,增加了乳清蛋白、亚油酸和乳糖,并强化了维生素 A、维生素 D、维生素 B_1、维生素 B_2、维生素 C、叶酸和微量元素铁、铜、锌、锰等。

3. 炼乳　是一种浓缩奶制品,常见的主要有淡炼乳和甜炼乳。

淡炼乳是新鲜奶在低温真空条件下浓缩,除去约 2/3 的水分,再经灭菌而成。因受加工的影响,维生素遭受一定的破坏。按适当的比例稀释后,营养价值基本与鲜奶相同。淡炼乳在胃酸作用下,可形成凝块,便于消化吸收,适合婴儿和对鲜奶过敏者食用。甜炼乳是在鲜奶中加约 15% 的蔗糖后按上述工艺制成。由于糖含量可达 45%,利用其渗透压的作用抑制微生物的繁殖。但因糖分过高,经大量水稀释后,营养成分相对下降,不适合婴幼儿食用。

4. 酸奶　是一种发酵奶制品,是在消毒鲜奶中接种乳酸杆菌,经过不同工艺发酵制成。牛奶经乳酸菌发酵后,蛋白质凝固,脂肪不同程度水解,易于消化吸收。乳糖减少,使乳糖酶活性低的成人易于接受。乳酸菌进入肠道可抑制一些腐败菌的生长,调整肠道菌群,防止腐败胺类对人体的不良作用。酸奶中维生素 A、维生素 B_1、维生素 B_2 等的含量与鲜奶含量相似。酸奶的酸度增加,有利于保护维生素。酸奶适合于消化功能不良的婴幼儿、老年人以及乳糖不耐症患者食用。

5. 奶酪　是在原料乳中加入适量的乳酸菌发酵剂或凝乳酶,使蛋白质发生凝固,并加盐、压榨排除乳清之后的产品。奶酪含有丰富的蛋白质、脂肪、钙、磷和维生素,营养价值极高。

人造奶油

用植物油加部分动物油、水、调味料经调配加工而成的可塑性的油脂品,用以代替天然奶油。人造奶油主要成分是反式脂肪酸,反式脂肪酸的名称多种多样,有人造脂肪、人工黄油、人造奶油、人造植物黄油、食用氢化油、起酥油、植脂奶油、植物脂末等。反式脂肪酸能升高低密度脂蛋白——胆固醇(LDL),降低高密度脂蛋白——胆固醇(HDL),增加患冠心病的危险性。反式脂肪酸还会诱发肿瘤、哮喘、2 型糖尿病、过敏等疾病,导致妇女患不孕症的几率增加 70% 以上,对胎儿体重、青少年发育也有不利影响。在购买食品时,最好留意有无"人造奶油"、"氢化植物油"、"植物黄(奶)油"等字样,以区分是否含有反式脂肪酸。

三、合理利用

1. 消毒杀菌　由于鲜乳水分含量高,富含各种营养素,利于微生物的生长繁殖,必须经严格消毒灭菌后方可饮用。常用的消毒方法有煮沸法和巴氏消毒法。煮沸法是将奶直接煮沸,简单方便,但奶的营养成分有一定损失,适宜家庭使用。规模生产时可以采用巴氏消毒法。

2. 避光存放　牛奶应避光冷藏,在避光器皿中保存的牛奶不仅维生素没有损失,还能保持牛奶特有的鲜味。

3. 不宜空腹食用　空腹喝牛奶不利于牛奶中营养物质的吸收和利用,应同时食用面包、饼干等各类食物。

第 6 节　蛋类及蛋制品的营养价值

蛋类及其制品是指鸡蛋(图 4-5)、鸭蛋、鹅蛋、鹌鹑蛋及其加工制成的咸蛋、糟蛋、松花蛋等。

一、蛋类的营养价值

各种禽蛋均由蛋壳、蛋清、蛋黄三部分组成，蛋清占可食部分的 2/3，蛋黄占 1/3，主要含有蛋白质、脂肪、无机盐和维生素。

1. 蛋白质　全鸡蛋蛋白质的含量为 12% 左右，蛋清中蛋白质的含量略低，蛋黄中含量较高。蛋清中蛋白质种类达到 40 种，主要有卵清蛋白、卵拌蛋白、卵黏蛋白等。蛋黄中蛋白质主要是卵黄磷蛋白和卵黄球蛋白。蛋类中蛋白质氨基酸的组成与合成人体蛋白质所需氨基酸模式十分

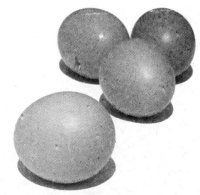

图 4-5　鸡蛋

接近，生物价达到 95，为天然食物中最理想的优质蛋白质。在进行各类食物蛋白质的营养价值评价时，常以鸡蛋蛋白作为参考蛋白。

2. 脂类　蛋类中脂肪含量为 10%～15%，蛋清中脂肪含量极少，98% 的脂肪存在于蛋黄中，呈乳化状的细小颗粒，因而消化吸收率高。蛋黄中性脂肪的脂肪酸中，以单不饱和脂肪酸油酸含量最为丰富，约占 50% 左右，亚油酸约占 10%，其余主要是硬脂酸、棕榈酸和棕榈油酸，以及微量的花生四烯酸。蛋类胆固醇含量较高，每个鸡蛋中含胆固醇约 300mg。蛋黄的磷脂主要是卵磷脂和脑磷脂，还含有神经鞘磷脂。脑磷脂具有降低血清胆固醇的作用。

3. 糖类　蛋类含糖类较少，约 1%～3%，蛋黄含量略高于蛋清。蛋清中主要是甘露糖和半乳糖，蛋黄中主要是葡萄糖。

4. 维生素　蛋中维生素含量十分丰富，品种较为齐全，包括所有的 B 族维生素、维生素 A、维生素 D 等，但几乎不含维生素 C。绝大部分的维生素集中在蛋黄中。蛋类中的维生素含量受到品种、季节和饲料的影响，散养禽类摄入含类胡萝卜素的青叶饲料较多，蛋黄颜色较深。

5. 矿物质　蛋中的矿物质主要存在于蛋黄，蛋清含量较低。蛋黄中矿物质含量为 1.0%～1.5%，其中钙、磷、铁、锌、硒等含量丰富。蛋中铁含量较高，但由于与蛋黄中的卵黄高磷蛋白结合而对铁的吸收具有干扰作用，因此蛋黄中铁的生物利用率较低，磷、钙吸收率较高。

二、加工烹调对蛋类营养价值的影响

蛋类常用的烹调方法有煮、蒸、煎、炒等。一般的烹调加工方法除使维生素 B_1 少量损失外，对其他营养成分影响不大。烹调过程中的加热具有杀菌作用，可破坏生蛋清中的抗生物素蛋白和抗胰蛋白酶，使蛋白质的消化吸收利用更完全。因此，鸡蛋不宜生食。蛋类不宜过度加热，否则会使蛋白质过分凝固，甚至变硬变韧，形成硬块，影响食欲及消化吸收。

毛 鸡 蛋

毛鸡蛋又叫死胎蛋、旺蛋,是鸡蛋在孵化过程中受到不当的温度、湿度或者是某些病菌的影响,导致鸡胚发育停止,死在蛋壳内尚未成熟的小鸡。根据小鸡孵成的情况分成全蛋、半鸡、全鸡几种。毛鸡蛋吃的时候可以煮或者油炸,在这个过程中,鸡蛋中所含有的蛋白质和脂肪已经全部消耗掉了,大部分的营养成分也流失了,因此它的营养价值不能和鸡蛋相比较。同时鸡胚蛋里含有大肠埃希菌、沙门菌等多种病菌,如果在食用前加热不彻底,或者食用者抵抗力较差,食用后容易出现恶心、呕吐、腹泻等胃肠道不适的症状。

第7节　菌藻类的营养价值

菌藻类食物包括食用菌和藻类。食用菌品种繁多,分为人工栽培菌和野生菌,常见的有香菇、银耳、黑木耳、金针菇、口蘑、灵芝等。藻类可以食用的有海带、紫菜、发菜等。

一、菌藻类的营养成分

1. 蛋白质　食用菌含有丰富的蛋白质(含量在20%以上),高于多数蔬菜水果,也远高于小麦、水稻、玉米、谷子等粮食作物。菌藻类食物含有丰富的必需氨基酸,尤其是胱氨酸和蛋氨酸,与动物性食物搭配,能提高蛋白质的利用价值。

2. 脂肪　含量极低,为干重的0.6%~3%,以亚油酸、亚麻酸等多不饱和脂肪酸为主。

3. 糖类　菌藻类糖类含量差别较大,香菇、黑木耳等干重含量在30%以上,海带、金针菇等鲜品则低于7%。菌藻类糖类中的水溶性多糖和酸性多糖有较强的抗肿瘤活性。此外,菌藻类富含膳食纤维,可以促进胃肠蠕动,预防便秘、结肠癌等疾病。

4. 维生素　菌藻类含丰富的B族维生素,香菇、紫菜等胡萝卜素含量较高。

5. 矿物质　菌藻类矿物质含量较高,铁、锌、硒等含量是一般食物的数倍,海带、紫菜富含丰富的碘。

二、菌藻类食物的特殊保健功能和合理应用

菌藻类食物除能提供丰富的营养素外,还具有一定的保健功能和药用价值。

1. 香菇　干香菇的水浸液中含有多种氨基酸、乙酰胺、胆碱、腺嘌呤等成分。香菇中还含有丰富的膳食纤维,经常食用能降低血液中的胆固醇。香菇多糖有明显的加强机体抗癌的作用,香菇还能抗感冒病毒,因香菇中含有一种干扰素的诱导剂,能诱导体内干扰素的产生,干扰病毒蛋白质的合成,使其不能繁殖,从而使人体产生免疫作用。

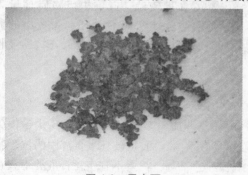

图4-6　黑木耳

2. 黑木耳　黑木耳含有对人体有益的植物胶质以及多糖体的物质(图4-6),能促进胃肠蠕动而防止便秘,预防直肠癌等癌症、防止

肥胖和减肥。黑木耳中含有一种抑制血小板聚集的成分,其抗血小板聚集作用与小剂量阿司匹林相当,可降低血黏度,使血液流动畅通,有利于防治高脂血症、动脉硬化和冠心病。

3. 银耳　银耳中的有效成分酸性多糖类物质,能增强人体的免疫力,具有抗肿瘤作用;银耳还能增强肿瘤患者对放射治疗、化学治疗的耐受力。银耳能提高肝脏解毒能力,起保肝作用。银耳中的膳食纤维可助胃肠蠕动,减少脂肪吸收,从而达到减肥的效果。

4. 灵芝　灵芝是最佳的免疫功能调节和激活剂,它可显著提高机体的免疫功能,增强患者自身的抗癌能力。灵芝对多种理化及生物因素引起的肝损伤有保护作用,对心肌缺血具有保护作用,可广泛用于冠心病、心绞痛等疾病的治疗和预防。灵芝所含的多糖、多肽等有着明显的延缓衰老功效。灵芝可刺激骨髓造血,升高白细胞,可用于各种原因（如放射线药物）引起的白细胞减少症。对视网膜色素变性,脑发育不全症,进行性肌营养不良和萎缩性肌肉强直症、硬化症,灵芝都具有很显著的临床疗效。灵芝还有好的镇痛作用,对头痛,腰痛、神经痛、癌症疼痛等都有良好的效果。

5. 海带　海带含有丰富的碘、胶质及膳食纤维,能防治缺碘性甲状腺肿、降低血清胆固醇、降血糖、提高免疫力、抗肿瘤。

6. 紫菜　富含胆碱和钙、铁,能增强记忆、治疗妇幼贫血、促进骨骼、牙齿的生长和保健;含有一定量的甘露醇,可作为治疗水肿的辅助食品;紫菜所含的多糖具有明显增强细胞免疫和体液免疫功能,有助于脑肿瘤、乳腺癌、甲状腺癌、恶性淋巴瘤等肿瘤的防治。

小结

　　各类食物的营养价值不同,每一类食物都有其特点。谷类食物主要提供糖类、蛋白质和B族维生素,是我国人民的主食;豆类主要提供优质蛋白质、脂肪、矿物质等营养素;蔬菜、水果主要提供了维生素C、矿物质和膳食纤维;肉类(畜类、禽类、水产类)和蛋类是优质蛋白质、脂类、矿物质和维生素A、D的主要来源;奶类是营养素较齐全的食物,适合各类人群食用;菌藻类食物除含有丰富的营养素外,还有一定的保健功能和药用价值。

 自 测 题

一、名词解释

乳糖不耐症

二、选择题

1. 谷类中富含的维生素是(　　)

　　A.B族维生素　B. 维生素A　C. 叶酸

　　D. 维生素E　E. 维生素C

2. 米面加工度过高会导致哪种营养素严重损失

(　　)

　　A. 维生素C　B. 维生素A　C. 维生素E

　　D.B族维生素　E. 维生素D

3. 肉类食物中多不饱和脂肪酸含量较多的是(　　)

　　A. 鸡肉　B. 牛肉　C. 猪肉　D. 羊肉

　　E. 鱼肉

第5章

合理营养及评价

常言道:"民以食为天"。吃在人们生活中占据着重要位置。近年来随着生活水平的日益提高,人们对于吃也越来越讲究。中国传统膳食讲究"色香味形",美味佳肴往往重盐、重糖、重油、重辛辣,口味好是好,却忽略了"合理营养"与"健康"的关系,导致高血压、高血脂、高血糖发病率逐年上升,成为人类健康的一大杀手,严重危害人们的生活品质。吃是大事,要讲科学,讲方法,要想身体健康、生活幸福,我们应该倡导科学合理选择食物,吃出营养、吃出健康、吃出长寿。

第1节 合理营养

案例5-1

"一人吃,两人补",孕妇营养如何补?

李女士,自从怀孕后,不但没有妊娠的反胃现象,反而胃口大开,一餐可吃下怀孕前两餐的饭量,她每天除了补充大量水果外,还要坚持吃一个西瓜。到了怀孕后期,体重达到90千克,小腿肿得像大萝卜。

问题:1. 孕期进食是否多多益善?

2. 什么样的营养结构才算合理呢?

一、合理营养的概述

(一)合理营养的概念

合理营养就是由食物中摄取的各种营养素与身体对这些营养素的需要达到平衡,既不过多,也不缺乏。合理营养可维持人体的正常生理功能,促进健康和生长发育,提高机体的劳动能力、抵抗力和免疫力,有利于某些疾病的预防和治疗;缺乏合理营养将发生营养缺乏病或营养过剩性疾病(如肥胖症和动脉粥样硬化等)。

(二)合理营养的卫生要求

1. 满足机体能量和营养素的需求 人体对能量和各种营养素的需要量都有一个适宜范围,摄入不足或过多都会对机体产生危害。

2. 食物符合食品卫生的要求 即食物本身应无毒无害、无致病微生物或有害物质。

3. 科学的加工烹调方法 科学合理加工食物既能减少营养素的损失,又能改变食品的色、香、味、型,促进食欲,提高食物的消化吸收率。如烹饪蔬菜时先洗后切,急火快炒,能减少维生素C和无机盐的损失;黄豆加工成豆腐,消化率从60%提高到90%。

4. 合理的膳食制度　合理的膳食制度能使膳食中各种营养素被充分消化、吸收和利用,发挥最大的营养功能。我国人民习惯每日三餐,两餐间隔以 5~6 小时为宜。全天各餐食物分配的比例,在一般情况下最好是午餐最多,早餐和晚餐较少。通常早餐应占全天总能量的 25%~30%,午餐占 40%,晚餐占 30%~35%。

5. 良好的进餐环境　要有舒适、优雅、安静和卫生的进餐环境。

> **链接**
>
> 俗话说"早餐吃得要像皇帝"。对于课业负担较重的学生来说,早餐是一天中最重要的一顿饭。据调查,凡能坚持每天吃好、吃饱早餐的学生,其体形和各器官功能发育都比较好,身体健壮,上课精力充沛,学习效率也高。反之,早餐吃不饱或不吃早餐的学生,经过紧张的脑力或体力活动,很可能出现四肢无力、思维迟钝、面色苍白、心悸、多汗等"低血糖"症状。

6. 食物搭配合理多样化　坚持粗粮细粮、荤菜素菜合理搭配,并且多样食物混合实用,充分发挥营养素的互补作用。

二、膳 食 结 构

(一)膳食结构的概念

膳食结构也叫膳食模式,是指膳食中各类食物的数量及其在膳食中所占的比重。膳食结构不仅反映人们的饮食习惯和生活水平高低,同时也反映一个民族的传统文化、一个国家的经济发展和一个地区的环境和资源等多方面的情况。由于各国经济发展程度不同,加上环境、信仰、民族习俗等差异,其膳食结构差异很大。

(二)膳食结构类型

根据膳食中动物性、植物性食物所占比重,以及能量、蛋白质、脂肪和糖类的供给量作为划分膳食结构的标准,可将世界不同地区的膳食结构分为以下四种类型。

1. 动、植物食物平衡的膳食结构　该类型以日本为代表,其膳食中动物性食物与植物性食物比例比较适当,提供的能量能够满足人体需要,又不至于过剩。要求植物性食物所提供能量占总能量的 50%~60%,蛋白质 40%~50% 来源于动物性食物。因此,这类膳食的人群营养缺乏病、营养过剩性疾病和心血管疾病的发病率较低。

2. 以植物性食物为主的膳食结构　该类型以发展中国家为代表,其膳食中以植物性食物为主,动物性食物为辅。提供能量基本可满足人体需要;但蛋白质、脂肪摄入量均低。因此,这类膳食的人群易患各种营养缺乏病,人的体质较弱、健康状况不良、劳动生产率较低。但从另一方面看,这类膳食的膳食纤维充足,动物性脂肪较低,有利于冠心病和高脂血症的预防。

3. 以动物性食物为主的膳食结构　该类型以欧美发达国家为代表,其膳食中以动物性食物为主,以提供高能量、高脂肪、高蛋白质、低纤维为主要特点。因此,这类膳食的人群容易营养过剩,其肥胖症、心血管疾病、糖尿病及肿瘤等较为多见。

4. 地中海膳食结构　该类型以居住在地中海地区的国家为代表,特别是意大利、西班牙、希腊。其膳食结构的主要特点:①膳食中富含植物性食物,包括水果、蔬菜、土豆、谷类、果仁等;②食物的加工程度低,新鲜度较高,该地区居民以食用当季、当地产的食物为主;③每天吃适量的奶酪或酸奶,经常吃适量的鱼、禽、蛋,猪肉、羊肉、牛肉等红肉吃得较少;④大部分成年人有饮用葡萄酒的习惯;⑤橄榄油是主要的食用油。因此,这类膳食的人群心脑血管疾病发病率比其他欧洲国家要低得多。

第2节　膳食指南与平衡膳食宝塔

　　膳食指南是根据营养学原则,结合国情,教育人民群众采用平衡膳食,以达到合理营养促进健康目的的指导性意见。我国的第一个膳食指南是1989年制订,已使用多年。为了给居民提供最根本、准确的健康膳食信息,指导居民合理营养、保持健康,中国营养学会于2007年重新制订了《中国居民膳食指南》。新的《膳食指南》由一般人群膳食指南、特定人群膳食指南和平衡膳食宝塔三部分组成。它以先进的科学证据为基础,密切联系我国居民膳食营养的实际,对各年龄段的居民摄取合理营养、避免由不合理的膳食带来疾病具有普遍的指导意义。

一、中国居民膳食指南

　　中国膳食指南共有10条,适合于6岁以上的正常人群。

(一)食物多样,谷类为主,粗细搭配

　　人类需要多种多样的食物,每种食物各有其营养优势,因而提倡人们广泛食用多种食物。谷类食物是中国传统膳食的主体,是人体能量的主要来源,也是最经济的能源食物。人们应保持每天摄入适量的谷类食物,一般成年人每天摄入250～400g为宜。另外要注意粗细搭配,经常吃一些粗粮、杂粮和全谷类食物,每天最好能吃50～100g。没有不好的食物,只有不合理的膳食,关键在于平衡。

(二)多吃蔬菜、水果和薯类

　　富含蔬菜、水果和薯类的膳食对保持身体健康,保持肠道正常功能,提高免疫力,降低患肥胖、糖尿病、高血压等慢性疾病风险具有重要作用,所以近年来各国膳食指南都强调增加蔬菜和水果的摄入种类和数量。我国推荐成年人每天吃蔬菜300～500g,最好深色蔬菜约占一半,水果200～400g,并注意增加薯类的摄入。

(三)每天吃奶类、大豆或其制品

　　奶类除富含优质蛋白质和维生素外,含钙量较高,且利用率也很高,是膳食钙质的极好来源。建议每人每天饮奶300g或相当量的奶制品,对于饮奶量更多或有高血脂和超重肥胖倾向者应选择减脂、低脂、脱脂奶及其制品。大豆是重要的优质蛋白质来源。为提高农村居民的蛋白质摄入量及防止城市居民过多消费肉类带来的不利影响,应适当多吃大豆及其制品,建议每人每天摄入30～50g大豆或相当量的豆制品。

(四)常吃适量的鱼、禽、蛋和瘦肉

　　鱼、禽、蛋和瘦肉均属于动物性食物,是人类优质蛋白、脂类、脂溶性维生素、B族维生素和矿物质的良好来源,是平衡膳食的重要组成部分。目前我国部分城市居民食用动物性食物较多,尤其是食入的猪肉过多,应调整肉食结构,适当多吃鱼、禽肉,减少猪肉摄入。

(五)减少烹调油用量,吃清淡少盐膳食

　　脂肪是人体能量的重要来源,但是脂肪摄入过多是引起肥胖、高血脂、动脉粥样硬化等多种慢性疾病的危险因素。膳食中盐的摄入量过高与高血压的患病率密切相关。为此,建议我国居民应养成吃清淡少盐膳食的习惯,即膳食不要太油腻,不要太咸,不要摄食过多的动物性食物和油炸、烟熏、腌制食物。建议每人每天烹调油用量不超过25～30g;食盐摄入量不超过6g,包括酱油、酱菜、酱中的食盐量。

（六）食不过量，天天运动，保持健康体重

进食量和运动是保持健康体重的两个主要因素，体重过高和过低都是不健康的表现，易患多种疾病，缩短寿命。所以，应保持进食量和运动量的平衡，使摄入的各种食物所提供的能量能满足机体需要，而又不造成体内能量过剩，使体重维持在适宜范围。成人的健康体重是指体质指数（BMI）在 $18.5 \sim 23.9 \ kg/m^2$ 之间。

（七）三餐分配要合理，零食要适当

合理安排一日三餐的时间及食量，进餐定时定量。要天天吃早餐并保证其营养充足，午餐要吃好，晚餐要适量。零食作为一日三餐之外的营养补充，可以合理选用，但来自零食的能量应计入全天能量摄入之中。

（八）每天足量饮水，合理选择饮料

水是膳食的重要组成部分，是一切生命必需的物质，在生命活动中发挥着重要功能。一般来说，健康成人每天需要水 2500ml 左右。饮水应少量多次，要主动，不要感到口渴时再喝水。饮水最好选择白开水。饮料多种多样，需要合理选择。多数饮料都含有一定量的糖，大量饮用特别是含糖量高的饮料，会在不经意间摄入过多能量，造成体内能量过剩。有些人尤其是儿童青少年，每天喝大量含糖的饮料代替喝水，是一种不健康的习惯，应当改正。

（九）饮酒应限量

无节制的饮酒会使食欲下降，食物摄入量减少，以致发生多种营养素缺乏、急慢性酒精中毒、酒精性脂肪肝，严重时还会造成酒精性肝硬化。过量饮酒还会增加患高血压、脑卒中等疾病的危险；并可导致事故及暴力的增加，对个人健康和社会安定都是有害的，应该严禁酗酒。另外饮酒还会增加患某些癌症的危险。若饮酒尽可能饮用低度酒，并控制在适当的限量以下，建议成年男性一天饮用酒的酒精量不超过 25g，成年女性一天饮用酒的酒精量不超过 15g，孕妇和儿童青少年应忌酒。

（十）吃新鲜卫生的食物

吃新鲜卫生的食物是防止食源性疾病、实现食品安全的根本措施。正确采购食物是保证食物新鲜卫生的第一关。烟熏食品及有些加色食品可能含有苯并芘或亚硝酸盐等有害成分，不宜多吃。食物合理储藏可以保持新鲜，避免受到污染。烹调加工过程是保证食物卫生安全的一个重要环节。对动物性食物应当注意加热熟透，煎、炸、烧烤等烹调方式如使用不当容易产生有害物质，应尽量少用。

二、特定人群膳食指南

特定人群膳食指南是根据各人群的生理特点及其对膳食营养需要而制订的。特定人群包括孕妇、乳母、婴幼儿、学龄前儿童、儿童青少年和老年人群。其中 6 岁以上各特定人群的膳食指南是在一般人群膳食指南 10 条的基础上进行增补形成的。

（一）孕期妇女和哺乳期妇女膳食指南

1. 孕前期妇女膳食指南　①多摄入富含叶酸的食物或补充叶酸；②常吃含铁丰富的食物；③保证摄入加碘食盐，适当增加海产品的摄入；④膳食清淡、适口；⑤戒烟、禁酒。

2. 孕早期妇女膳食指南　①膳食清淡、适口；②少食多餐；③保证摄入足量富含糖类的食物；④多摄入富含叶酸的食物或补充叶酸；⑤戒烟、禁酒。

3. 孕中、末期妇女膳食指南　①适当增加鱼、禽、蛋、瘦肉、海产品的摄入量；②适当增加奶类的摄入；③常吃含铁丰富的食物；④适量身体活动，维持体重的适宜增长；⑤禁烟戒酒，少

吃刺激性食物。

4. 哺乳期妇女膳食指南 ①增加鱼、禽、蛋、瘦肉及海产品的摄入；②适当增加奶类，多喝汤水；③产褥期食物多样，不过量；④忌烟酒，避免喝浓茶和咖啡；⑤科学活动和锻炼，保持健康体重。

（二）婴幼儿及学龄前儿童膳食指南

1. 0～6月龄婴儿喂养指南 ①纯母乳喂养；②产后尽早开奶，初乳营养最好；③尽早抱婴儿到户外活动或适当补充维生素D；④给新生儿和1～6月龄婴儿及时补充适量维生素K；⑤不能用纯母乳喂养时，宜首选婴儿配方食品喂养；⑥定期监测生长发育状态。

2. 6～12月龄婴儿喂养指南 ①奶类优先，继续母乳喂养；②及时合理添加辅食；③尝试多种多样的食物，膳食少糖、无盐、不加调味品；④逐渐让婴儿自己进食，培养良好的进食行为；⑤定期监测生长发育状态；⑥注意饮食卫生。

3. 1～3岁幼儿喂养指南 ①继续给予母乳喂养或其乳制品，逐步过渡到食物多样；②选择营养丰富、易消化的食物；③采用适宜的烹调方式，单独加工制作膳食；④在良好的环境下规律进餐，重视良好饮食习惯的培养；⑤鼓励幼儿多做户外游戏与活动，合理安排零食，避免过瘦与肥胖；⑥每天足量饮水，少喝含糖高的饮料；⑦定期监测生长发育状态；⑧确保饮食卫生，严格餐具消毒。

4. 学龄前儿童膳食指南 ①食物多样，谷类为主；②多吃新鲜蔬菜和水果；③经常吃适量的鱼、禽、蛋、瘦肉；④每天饮奶，常吃大豆及其制品；⑤膳食清淡少盐，正确选择零食，少喝含糖量高的饮料；⑥食量与体力活动要平衡，保证体重正常增长；⑦不挑食，不偏食，培养良好的饮食习惯；⑧吃清洁卫生、未变质的食物。

（三）少年儿童膳食指南

①三餐定时定量，保证吃好早餐，避免盲目节食；②吃富含铁和维生素C的食物；③每天进行充足的户外运动；④不抽烟、不饮酒。

（四）中国老年人膳食指南

①食物要粗细搭配、松软、易于消化吸收；②合理安排饮食，提高生活质量；③重视预防营养不良和贫血；④多做户外活动，维持健康体重。

三、中国居民平衡膳食宝塔

为了帮助一般人群在日常生活中了解《膳食指南》的主要内容，中国营养学会设计了"中国居民平衡膳食宝塔"（图5-1），以图片形式直观展示了每日应摄入的食物种类、合理数量及适宜的身体活动量。膳食宝塔的使用说明中还增加了食物同类互换的品种以及各类食物量化的图片，为居民合理调配膳食提供了可操作性指导。

（一）中国居民平衡膳食宝塔说明

1. 膳食宝塔结构 膳食宝塔共分五层，包含每天应摄入的主要食物种类。膳食宝塔利用各层位置和面积的不同反映了各类食物在膳食中的地位和应占的比重。谷类食物位居底层，每人每天应摄入250～400g；蔬菜和水果居第二层，每天应摄入300～500g和200～400g；鱼、禽、肉、蛋等动物性食物位于第三层，每天应摄入125～225g（鱼虾类50～100g，畜、禽肉50～70g，蛋类25～50g）；奶类和豆类食物合居第四层，每天应吃相当于鲜奶300g的奶类及奶制品和相当于干豆30～50g的大豆及制品。第五层塔顶是烹调油和食盐，每天烹调油不超过25～30g，食盐不超过6g。由于我国居民现在平均糖摄入量不多，对健康的影响不大，故膳食

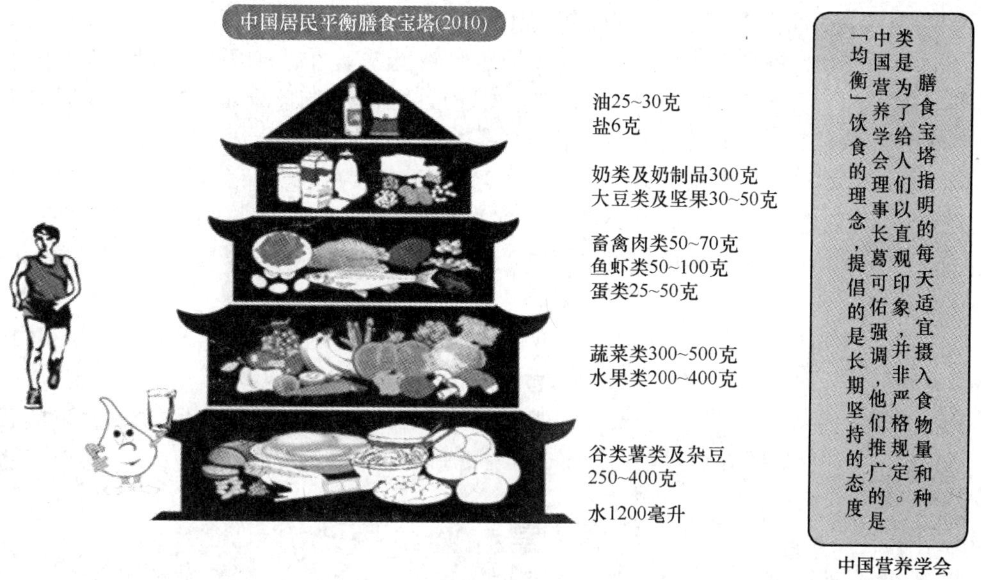

中国居民平衡膳食宝塔(2010)

油25~30克
盐6克

奶类及奶制品300克
大豆类及坚果30~50克

畜禽肉类50~70克
鱼虾类50~100克
蛋类25~50克

蔬菜类300~500克
水果类200~400克

谷类薯类及杂豆
250~400克

水1200毫升

中国营养学会

膳食宝塔指明的每天适宜摄入食物量和种类是为了给人们以直观印象，并非严格规定的。中国营养学会理事长葛可佑强调，他们推广的是「均衡」饮食的理念，提倡的是长期坚持的态度

图 5-1　中国居民平衡膳食宝塔

宝塔没有建议食糖的摄入量，但多吃糖有增加龋齿的危险，儿童、青少年不应吃太多的糖和含糖高的食品及饮料。饮酒的问题在《指南》中也有说明。

新膳食宝塔增加了水和身体活动的形象，强调足量饮水和增加身体活动的重要性。水是膳食的重要组成部分，是一切生命必需的物质，其需要量主要受年龄、环境温度、身体活动等因素影响。在温和气候条件下生活的轻体力活动成年人每日至少饮水 1200ml(约 6 杯)；在高温或强体力劳动条件下应适当增加。饮水不足或过多都会对人体健康带来危害。饮水应少量多次，要主动，不应感到口渴时再喝水。目前我国大多数成年人身体活动不足或缺乏体育锻炼，应改变久坐少动的不良生活方式，养成天天运动的习惯，坚持每天多做一些消耗体力的活动。建议成年人每天进行累计相当于步行 6000步以上的身体活动(图 5-2)，如果身体条件允许，最好进行 30分钟中等强度的运动。

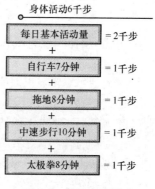

身体活动6千步

每日基本活动量	= 2千步
+	
自行车7分钟	= 1千步
+	
拖地8分钟	= 1千步
+	
中速步行10分钟	= 1千步
+	
太极拳8分钟	= 1千步

图 5-2　每天身体活动
6 千步结构图

2. 膳食宝塔建议的食物量　膳食宝塔中建议的每人每日各类食物适宜摄入量范围适用于一般健康成人，在实际应用时要根据个人年龄、性别、身高、体重、劳动强度、季节等情况适当调整。年轻人、身体活动强度大的人需要的能量高，应适当多吃些主食；年老、活动少的人需要的能量少，可少吃些主食。

膳食宝塔的食物建议量均为食物可食部分的生重量。膳食宝塔建议的各类食物摄入量是一个平均值。每日膳食中应尽量包含膳食宝塔中的各类食物。但无须每日都严格照着膳食宝塔建议的各类食物的量吃，如烧鱼比较麻烦，就不一定每天都吃 50～100g 鱼，可以改成每周吃 2～3 次鱼、每次 150～200g 较为切实可行。实际上平日喜欢吃鱼的多吃些鱼、愿吃鸡的多吃些鸡都无妨碍，重要的是一定要经常遵循膳食宝塔各层中各类食物的大体比例。在一段时间内，比如一周，各类食物摄入量的平均值应当符合膳食宝塔的建议量。

（二）中国居民平衡膳食宝塔的应用

1. 确定适合自己的能量水平　能量是决定食物摄入量的首要因素，一般说人们的进食量可自动调节，当一个人的食欲得到满足时，对能量的需要也就会得到满足。在实际应用时要根据个人年龄、性别、身高、体重、劳动强度、季节等情况适当调整。

2. 根据自己的能量水平确定食物需要　膳食宝塔建议的每人每日各类食物适宜摄入量范围适用于一般健康成年人，应用时要根据个人的具体情况适当调整。

3. 食物同类互换，调配丰富多彩的膳食　应用膳食宝塔可把营养与美味结合起来，按照同类互换、多种多样的原则调配一日三餐。

4. 要因地制宜充分利用当地资源　我国幅员辽阔，各地的饮食习惯及物产不尽相同，只有因地制宜充分利用当地资源才能有效地应用膳食宝塔。

5. 要养成习惯，长期坚持　膳食对健康的影响是长期的结果。应用平衡膳食宝塔需要自幼养成习惯，并坚持不懈，才能充分体现其对健康的重大促进作用。

第3节　营养调查与评价

营养调查是全面了解居民（群体或个体）营养状况的重要手段。我国曾于1959年、1982年、1992年进行了三次全国性的营养调查，2002年进行的"中国居民营养与健康状况调查"，将第四次全国营养调查与肥胖、高血压、糖尿病等慢性病调查合并一起进行。

一、居民营养状况调查

（一）营养调查的概念

营养调查是运用科学手段来了解某一人群（或个体）的膳食和营养水平，以此判断其膳食结构是否合理和营养状况是否良好的重要手段。

（二）营养调查的目的

（1）了解居民膳食摄取情况及其与营养供给量之间的对比情况。

（2）了解与营养状况有密切关系的居民体质与健康状态，发现营养不平衡的人群，为进一步营养监测和研究营养政策提供基础情况。

（3）作某些综合性或专题性的科学研究，如某些地方病、营养相关疾病与营养的关系。

（4）研究某些生理常数、营养水平判定指标和膳食参考摄入量等。

二、营养调查的方法及评价

全面营养调查包括膳食调查、营养状况体格检查、营养水平生化检验等三部分。这三部分内容是相互联系和相互验证的，根据调查结果可进行综合分析、评价，并提出改善措施。

（一）膳食调查

膳食调查是营养工作的基本手段。通过它可以了解调查对象在一定时间内膳食中各种食物和营养素的摄入情况，并与供给量对比，结合体检和营养水平生化检验的结果，可以全面了解调查对象的营养状况。

1. 称重法　即将调查对象在调查期间每餐所吃的食物称重，然后计算出各种食物的消耗量。方法是在调查期内统计每餐用餐人数，称量被调查单位每餐各种食物的烹调前生重，烹调后熟重以及剩余食物量，按下列计算公式求出食物的消耗数量，再除以调查期内用餐人数,求出每人每日各种食物的消耗量。该法优点是调查结果比较准确,适用于团体、个人和家庭的膳食调查;缺点是花费人力,时间多,不适合大规模的营养调查。

生熟食物比值＝烹调前食物原料重量(生重)/烹调后熟食重量

摄入熟食重量＝烹调后熟食重量－吃剩后熟食重量(包括废弃食物重量)

食物原料重量(生重)＝摄入熟食重量×生熟比值

2. 记账法　又称为查账法,是膳食调查中最常用的方法,适用于账目清楚的集体食堂和家庭。

方法是:开始调查前将库存的各种食物称重并记录,然后详细记录每天购入的各种食物和废弃的食物(包括用作饲料和变质丢弃的食物)重量,调查结束时将剩余的各种食物称重。对于有伙食账目的集体食堂,可以通过查账了解一定时间内各种食物的消耗量。公式为:

调查前库存量＋每日购入量－废弃量－最后剩余量＝调查期间某种食物的消耗量。

该法的优点是耗费人力、物力较少,可调查较长时间的膳食;缺点是调查结果只能得到人均摄入量,难以分析个体膳食摄入状况。

3. 询问法　又称为 24 小时膳食回顾法,调查者通过询问,让调查对象尽可能回顾在 24 小时内所吃食物的种类和数量,然后对其食物摄入量进行量化评估。该法的优点是简单易行,常用于散居人群的膳食调查和社区居民、门诊患者的营养咨询;缺点是由于食物摄入量主要依靠应答者的记忆来估计,可能导致调查结果不够准确。调查人员需掌握一定的询问技巧并熟悉各种食物体积与重量的估算,才能获得较为准确的食物消耗量资料。

4. 化学分析法　是收集所调查对象一日膳食中要摄入的所有主副食品,通过实验室的化学分析法来测定其能量和营养素的数量和质量。此法要求高,分析过程复杂,除非特殊要求,一般不做。

(二)营养状况体格检查

机体营养状况检查主要是观察受检者营养状况是否正常,是否有营养缺乏病的症状和体征。包括身体测量和营养缺乏病体征的检查。

1. 身体测量以及评价标准

(1)身高和体重:是人体测量资料最基本的数据,在反映人体营养状况上比较确切。身高可反映较长时间的营养状况;体重可反映近期的营养状况。计算公式以及标准是:

成年人常用计算公式:

理想体重(kg)＝身高(cm)－100[165cm 以下者为身高(cm)－105]

身高＜125cm 的幼儿计算公式:

理想体重(kg)＝3＋[身高(cm)－50]/3.8

实际体重在理想体重±10％范围为正常;±10％～20％为瘦弱或过重;±20％以上为极瘦弱或肥胖。

体质指数(BMI)＝体重(kg)/身高(m²)

我国成年人体质指数的正常值是 18.5～23.9;＜18.5 为消瘦;24.0～27.9 为超重;≥28 为肥胖。

链接

做做看

根据自己的身高、体重,计算出体质指数并进行评价。

(2)皮褶厚度:是衡量个体营养状况和肥胖程度较好的指标。测量时需使用专用的皮褶厚度计(压力符合 10kg/cm² 的标准)。WHO 推荐选用肱三头肌部、肩胛下部和腹部等三个测量点,可分别代表肢体、躯干和腹部的皮下脂肪堆积情况,对判断肥胖和营养不良有重要价值。成人皮褶厚度参考值见表 5-1。

表 5-1　成人皮褶厚度参考值

性别	消瘦	正常	肥胖
男	<10mm	10～40mm	>40mm
女	<20mm	20～50mm	>50mm

（3）腰围：腰围可反映腹部脂肪堆积情况。WHO 建议成年人男子腰围＞94cm、女子腰围＞80cm 可作为判定肥胖的标准。我国成年人肥胖（中心性肥胖）的判定标准是：男子腰围≥85cm、女子腰围≥80cm。

2. 营养缺乏病的临床体征检查　见表 5-2、表 5-3。

表 5-2　常见营养缺乏病的临床体征

营养缺乏	临床体征
蛋白质-能量营养不良	幼儿：消瘦，生长发育迟缓或停止，皮下脂肪减少，皮肤干燥，无弹性，色素沉着，水肿，肝脾肿大，头发稀少。儿童和成人：体重下降，皮下脂肪减少或消失，水肿等
维生素 A 缺乏	结膜、角膜干燥，干眼症，夜盲症，暗适应能力降低，角膜穿孔，毕脱斑，皮肤干燥，毛囊角化等
维生素 B_1 缺乏	皮肤感觉异常或迟钝，有蚁爬感，针刺感，袜套感，体弱，疲倦，失眠，胃肠道症状，心动过速，甚至出现心衰和水肿等
维生素 B_2 缺乏	口角炎，唇炎，舌炎，口腔黏膜溃疡，脂溢性皮炎，阴囊皮炎及会阴皮炎等
烟酸缺乏	皮炎，腹泻，抑郁或痴呆等三"D"症状，舌裂，舌炎，失眠头痛，胃肠症状，精神不集中，肌肉震颤，有些患者甚至精神失常等
维生素 C 缺乏	齿龈炎，齿龈出血，全身点状出血，片状出血，皮下及黏膜出血。重者皮下、肌肉和关节出血，出现血肿等症状
维生素 D 缺乏	幼儿佝偻病：易激惹，夜惊，多汗，枕秃，骨骺肿大，串珠肋，漏斗胸，前囟未闭，颅骨软化，肌张力过低等。儿童：前额凸出，"O"或"X"形腿，胸骨变形（赫氏沟，鸡胸）。成人：骨质软化，骨痛，肌无力和骨压痛，骨质疏松等
碘缺乏	地方性甲状腺肿：甲状腺增生肥大，巨大肿块压迫气管可有呼吸困难。克汀病：智力低下，精神发育不全，呆小病
锌缺乏	生长迟缓，食欲缺乏，皮肤伤口不易愈合，性成熟延迟，第二性征发育障碍，性功能减退，精子产生过少，弱精症，死精症
硒缺乏	克山病：心脏扩大，急性心源性休克及严重心律失常，可引起死亡

表 5-3　常见症状、体征与可能缺乏的营养素

部位	体征	可能缺乏的营养素
全身	消瘦、发育不良、	蛋白质、维生素、锌
	贫血	蛋白质、铁、叶酸、维生素 B_{12}、维生素 B_6、维生素 C
皮肤	毛囊角化症	维生素 A
	癞皮病皮炎	烟酸
	溢脂性皮炎	维生素 B_2
眼	角膜干燥，夜盲症	维生素 A
	角膜周围充血	维生素 B_2
	睑缘炎、畏光	维生素 A、维生素 B_2
口唇	口唇炎、口角炎、口角裂	维生素 B_2、烟酸

部位	体征	可能缺乏的营养素
口腔	舌炎、猩红舌	维生素 B₂、烟酸
	舌肉红、地图舌、舌水肿	维生素 B₂、烟酸
	牙龈炎、牙龈出血	维生素 C
骨	鸡胸、串珠肋、骨质软化	维生素 D
	"O"形腿、"X"形腿	维生素 D
神经	多发性神经炎、肌肉无力	维生素 B₁
	精神病	维生素 B₁、烟酸
	中枢神经系统失调	维生素 B₁₂、维生素 B₆
循环	水肿	蛋白质、维生素 B₁
	右心肥大、舒张压下降	维生素 B₁
其他	甲状腺肿	碘
	肥胖、糖尿病、血脂异常	各种营养素失调

（三）营养水平生化检验

营养缺乏病在出现临床症状前往往有生理、生化改变,营养水平生化检验通过血液、尿液中有关生化指标的监测,可了解人体内营养素的储备和代谢情况,发现营养失调的早期变化,及时采取必要的防治措施。常用的检查指标及参考值见表 5-4。

表 5-4　常用检查指标及参考值

营养素	检验指标	正常参考值
蛋白质	血清总蛋白	60～80g/L
	血清白蛋白	35～55g/L
	血清球蛋白	20～30g/L
	白/球（A/G）	1.5～2.5∶1
血脂	血清三酰甘油	0.56～1.7mmol/L
	血清总胆固醇	2.8～5.7mmol/L
钙	血清钙	血清钙 90～110mg/L
铁	血红蛋白	男＞130g/L
		女＞120g/L
	血清铁蛋白	男 15～200μg/L
		女 15～200μg/L
	血清运铁蛋白饱和度	成人＞16%
		儿童＞7%～10%
维生素 A	血清视黄醇	成人 200～500μg/L
		儿童＞300μg/L
维生素 B₁	4 小时负荷尿中排除量	＞200μg/L(5mg 负荷)
维生素 B₂	4 小时负荷尿中排除量	＞800μg/L(5mg 负荷)
维生素 C	4 小时负荷尿中排除量	＞10mg(500mg 负荷)

（四）营养调查结果的综合评价

根据膳食调查、营养状况体格检查和营养水平生化检验等三方面的调查结果,可以对调查对象的营养状况做出综合的评价。

（1）膳食调查和生化检验发现某种营养素摄入不足或缺乏,体格检查有营养缺乏病体征（如缺乏时间短,也可以没有营养缺乏病体征）,评价为某种营养素缺乏。

（2）膳食调查某种营养素摄入充足,但生化检验提示某种营养素缺乏,体格检查有或无营养缺乏体征。可能有以下几种原因:①调查前较长时间缺乏,调查时改善,或膳食调查的时间太短,不能反映平时的膳食情况。②烹调加工方法不合理,造成营养素大量破坏和损失。根据食物成分表计算出的营养素含量可能明显高于实际摄入量。③患某些疾病时营养素吸收障碍。

（3）膳食调查发现某种营养素摄入不足或缺乏,但生化检验和体格检查正常,可能是缺乏的时间较短,还没有对人体的营养状况产生明显的影响。

（4）膳食调查和生化检验的结果均正常,但有营养缺乏病体征。这种情况可能是营养素缺乏病恢复期,也可能是其他疾病引起的类似营养缺乏病体征。

三、社会营养监测

（一）营养监测的概述

1. 营养监测定义 WHO、FAO 和联合国儿童基金会专家联席会议认为社会营养监测的定义是:"营养监测就是对社会人群进行连续的动态观察,以便做出改善居民营养的决定"。其目的是针对营养问题制订计划和分析已制定的政策和计划产生的影响,并预测其发展趋势。

2. 社会营养监测与营养调查的区别 社会营养监测与营养调查不同:营养调查侧重用自然科学手段调查研究以个体为基础的人群摄取食物情况和人体营养水平,可以说是微观人群营养状况的了解分析;营养监测侧重于从环境和社会经济条件方面调查研究人群的营养状况,是宏观信息分析和社会营养措施的制定与推行工作。

（二）营养监测常用指标

主要指标有地区经济、医疗保健及人群营养等三个方面的指标。

1. 经济指标

（1）恩格尔（Engel）指数:即食品支出占家庭全部收入的比重（%）。它是衡量一个国家或地区居民消费水平的标志,是反映贫困富裕的指标。

$$恩格尔指数=用于食品开支÷家庭总收入×100\%$$

FAO 用恩格尔指数划分贫富的标准是:>60% 为贫困,50%～59% 为勉强度日,40%～49% 为小康水平,30%～39% 为富裕,<30% 为最富裕。此项调查资料主要来自国家或当地统计局和计划经济委员会。

（2）收入弹性:

$$收入弹性=食物购买力增长（\%）÷收入增长（\%）$$

收入弹性指标在落后地区相当于 0.7～0.9,即如果收入增长 10%,用于购买食品的增长率增加 7%～9%。该项指标资料来源同上。

（3）人均收入及人均收入增长率:

人均收入＝实际收入÷家庭人口数

人均收入增长率＝[（第 2 年度人均收入－第 1 年度人均收入）÷第 1 年度人均收入]×100％

2. 医疗保健　除营养调查中所述各项外，其他可应用指标有新生儿病死率；早期新生儿病死率；围生期新生儿病死率（妊娠 28 周后死胎及早期新生儿病死率总和）；婴儿母乳喂养率；新生儿体重；儿童发育情况；居民平均预期寿命；慢性患者年度变化。

3. 人群营养指标　包括营养调查指标；食物平衡表；人均动物性食品增长率或销售额；谷类食物热能、动物性食品热能占膳食热能比值等指标。

小结

　　人要健康长寿，合理营养是先决条件，而合理膳食结构是实现合理营养的基本保障。中国居民膳食指南起到指导教育人民群众采用平衡膳食，达到合理营养的作用，而平衡膳食宝塔则形象直观描述营养膳食的基本内容。营养调查可以作为判断膳食结构是否合理和营养状况是否良好的重要手段。社会营养监测从宏观角度调查研究人群的营养状况，对社会营养措施的制订与推行起到指导性的作用。

自测题

一、名词解释

1. 合理营养　2. 膳食结构　3. 体质指数　4. 社会营养监测

二、填空题

1. 人们常见膳食结构种类有_____、_____、_____。

2. 全面营养调查包括_____、_____、_____。

三、选择题

1. 关于合理营养的卫生要求，下列哪项不正确（　　）

A. 满足机体能量和营养素的需求

B. 食物符合食品卫生的要求

C. 科学的加工烹调方法

D. 合理的膳食制度

E. 食物搭配尽量简单

2. "早餐要吃得像皇帝一样"这句话主要说明（　　）

A. 早餐要吃得好　B. 早餐要吃得快

C. 早餐要吃得少　D. 早餐要吃得多

E. 早餐要吃得饱

3. 目前比较合理的膳食结构模式是（　　）

A. 以植物性食物为主的膳食结构

B. 动植物性食物平衡的膳食结构

C. 以动物性食物为主的膳食结构

D. 以牛奶为主的膳食结构

E. 地中海膳食结构

4. 一般居民膳食指南适合于几岁以上的正常人群（　　）

A. 3　B. 5　C. 6　D. 12　E. 15

5. 一般居民膳食指南中建议成年男性一天的饮用酒的酒精量不超过（　　）

A. 15g　B. 18g　C. 20g　D. 25g　E. 30g

6. 平衡膳食宝塔建议每人每日食盐用量不宜超过（　　）

A. 3g　B. 6g　C. 10g　D. 15g　E. 20g

7. 中国营养学会提出的平衡膳食宝塔是一个（　　）

A. 每天必须严格摄入的食物量

B. 理想的一日食谱

C. 食物分类的概念

D. 比较理想的膳食模式

E. 膳食中营养素的适宜摄入量

8. 某人一日三餐的能量分配为早餐 30％，午餐 20％，晚餐 50％，评价为（　　）

A. 三餐分配合理

B. 早餐摄入不足，午餐过少，晚餐过多

C. 早餐摄入合理，午餐过少，晚餐不足

D. 早餐摄入合理，午餐过少，晚餐过多

E. 早餐摄入较少，午餐过多，晚餐不足

9. 门诊患者膳食调查常用的方法是（　　）

A. 记账法　B. 询问法　C. 称重法

D. 查账法　E. 化学分析法

10. 成年女子,身高 160cm,体重 68kg,其 BMI 约
为(　　)

    A. 18　B. 20　C. 22　D. 24　E. 26

11. 恩格尔指数是衡量一个国家或地区居民消费
水平的标志,下列的判断哪些是正确的(　　)

    A. 恩格尔指数在 60% 以上者为最富裕

    B. 恩格尔指数在 50%～59% 以上者为小康
水平

C. 恩格尔指数在 40%～49% 以上者为勉强
度日

D. 恩格尔指数在 30%～39% 以上者为富裕

E. 恩格尔指数在 30% 以下者为计算错误

四、简答题

1. 试述合理营养的卫生要求。

2. 应用平衡膳食宝塔为自己选择一天的食物。

第6章

安全食品与食品科学

"民以食为天,食以安为先"。随着社会的进步、科技的发展和人们生活水平的日益提高,人民群众对食品安全越来越重视,但是,近年来,"大头娃娃"、"毒大米"、"三聚氰胺奶"、"瘦肉精火腿肠"、"染色馒头"等食品安全事件的频发,让消费者陷入了极度的不安,食品安全日益成为备受关注的话题。人民的生活离不开安全食品。同时,运用现代科学技术研制出符合人们意愿的各种食品,如营养强化食品、保健食品和转基因食品,对预防营养缺乏症及减少某些慢性疾病的发生都是行之有效的措施。

第1节　无公害农产品、绿色食品、有机食品

安全食品是指长期正常使用不会对身体产生阶段性或持续性危害的食品。主要包括无公害农产品、绿色食品、有机食品,它们构成了我国农产品认证的基本框架,对提高农产品品质,推动生产,引导消费,保护农业生态环境有着积极的作用。

一、无公害农产品

为了改善农业生产条件和生态环境,防止因农业生产滥用农药和化肥造成的公害与"药物残留",避免不合理使用兽药和渔药引起的"药物残留",从根本上解决我国农产品和食品污染与安全卫生问题,农业部从2001年开始实施"无公害食品行动计划"。通过对农产品实行"从农田到餐桌"全过程质量安全控制,逐步实现我国主要农产品的无公害生产、加工和消费。

（一）无公害农产品的概念

无公害农产品是指产地环境、生产过程、产品质量符合国家有关标准和规范的要求,经认证合格获得认证证书并允许使用无公害农产品标志的未经加工或初加工的食用农产品。无公害农产品注重产品的安全质量,其标准要求不是很高,涉及的内容也不是很多,适合我国当前的农业生产发展水平和国内消费者的需求。无公害农产品的产地必须具备良好的生态环境,生产过程中允许使用限定的化学合成物质,禁止使用对人体和环境造成危害的化学物质。

（二）无公害农产品的基本特征

无公害农产品严格要求有害物质控制在安全允许范围内,具有安全性、优质性、高附加值三个明显特征。

1. 安全性　无公害农产品严格参照国家标准,执行省级地方标准,具体有三个保证体系。

（1）生产全过程监控:产前、产中、产后三个生产环节严格把关,发现问题及时处理、纠正,直至取得无公害食品标志。实行综合检测,保证各项指标符合标准。

（2）实行归口专项管理：根据规定，省农业行政主管部门的农业环境监测机构，对无公害农产品基地环境质量进行监测和评价。

（3）严格管理制度：实行抽查复查和标志有效期制度。

2. 优质性　由于无公害农产品在初级生产阶段严格控制化肥、农药用量，禁用高毒、高残留农药，建议施用生物肥料和生物农药。严格控制农用水质，因此，生产的食品无异味，口感好，色泽鲜艳；在加工食品过程中无有毒、有害添加成分。

3. 高附加值　无公害农产品是由省农业环境监测机构认定的标志产品，在省内具有较大影响力，价格较同类产品高。

（三）无公害农产品标志及其管理

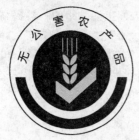

图 6-1　无公害农产品标志

无公害农产品标志由农业部和国家认证认可监督管理委员会联合制定并发布，加施于获得无公害农产品认证的产品或者其包装上的证明性标记，是全国统一的认证标志（图 6-1）。农业部和国家认证认可监督管理委员会对全国统一的无公害农产品标志实行统一监督管理，县级以上地方人民政府农业行政主管部门和质量技术监督部门按照职责分工依法负责本行政区域内无公害农产品标志的监督检查工作。

二、绿色食品

（一）绿色食品的概念

绿色食品是我国提出的，指遵循可持续发展原则，按照特定生产方式生产，经专门机构认证、许可使用绿色食品标志的无污染的安全、优质、营养类食品。绿色食品并非指"绿颜色"的食品，其真正含义在于它具有比一般食品更强调"无公害"或"无污染"等安全卫生标准的特征，具备"安全"和"营养"双重质量保证，"环境"与"经济"双重效应。

（二）绿色食品的基本特征

绿色食品与普通食品相比有三个显著特征。

1. 强调产品出自最佳生态环境　绿色食品生产从原料产地的生态环境入手，通过对原料产地及其周围的生态环境因子严格监测，判定其是否具备生产绿色食品的基础条件。

2. 对产品实行全程质量控制　绿色食品生产实施"从土地到餐桌"全程质量控制，而不是简单地对最终产品的有害成分含量和卫生指标进行测定，从而在农业和食品生产领域树立了全新的质量观。

3. 对产品依法实行标志管理　绿色食品标志是一个质量证明商标，属知识产权范畴，由政府授权专门机构管理绿色食品标志。

（三）绿色食品标志及其管理

绿色食品标志是由中国绿色食品发展中心在国家工商行政管理局商标局正式注册的质量证明商标，用以证明食品商品具有无污染的安全、优质、营养的品质特性。

图 6-2　绿色食品标志

绿色食品标志管理的手段包括技术手段和法律手段。申报绿色食品的企业，其产地环境、生产过程、产品质量、包装和运输等条件必须符合相应的绿色食品标准要求，并经过相应的机构检测，才能获得绿色食品标志使用权（图 6-2）。

（四）绿色食品的分级标准

绿色食品标准分为两个技术等级,即 AA 级绿色食品标准和 A 级绿色食品标准。

1. AA 级绿色食品标准要求　生产地的环境质量符合《绿色食品产地环境质量标准》,生产过程中不使用化学合成的农药、肥料、食品添加剂、饲料添加剂、兽药及有害于环境和人体健康的生产资料,而是通过使用有机肥、种植绿肥、作物轮作、生物或物理方法等技术,培肥土壤、控制病虫草害、保护或提高产品品质,从而保证产品质量符合绿色食品产品标准要求。AA 级绿色食品标志与标准字体为绿色,底色为白色。

2. A 级绿色食品标准要求　生产地的环境质量符合《绿色食品产地环境质量标准》,生产过程中严格按绿色食品生产资料使用准则和生产操作规程要求,限量使用限定的化学合成生产资料,并积极采用生物学技术和物理方法,保证产品质量符合绿色食品产品标准要求。A 级绿色食品标志与标准字体为白色,底色为绿色。

三、有 机 食 品

（一）有机食品的概念

有机食品是有机农业的产物,在国外也称作生态或生物食品。有机食品是指根据有机农业原则和有机农产品生产、加工标准生产出来的,经过有资质的有机食品认证机构颁发证书的农产品及其加工品。有机食品比国内通行的绿色食品的环保标准更高,要求原料必须来自有机农业生产体系,生产和加工过程中不能使用任何人工合成的农药、化肥、促生长剂、兽药、添加剂等物质,不采用辐照处理,也不使用基因工程生物及其产品。

（二）有机食品具备的条件

1. 原料来自有机农业生产体系或采用有机方式采集的野生天然产品。

2. 生产过程严格按有机食品的种养、加工、包装、储存、运输的标准进行生产。

3. 有机食品生产与流通过程中,有完善的质量跟踪审查体系和完整的生产及销售记录档案。

4. 必须通过授权的有机食品认证机构的认证。

（三）有机食品的基本要求

1. 有机食品生产的基本要求

(1) 生产基地在最近 3 年内未使用过农药、化肥等违禁物质。

(2) 种子或种苗来自于自然界,未经基因工程技术改造过。

(3) 生产基地应建立长期的土地培肥、植物保护、作物轮作和畜禽养殖计划。

(4) 生产基地无水土流失、风蚀及其他环境问题。

(5) 作物在收获、清洁、干燥、储存和运输过程中应避免污染。

(6) 从常规生产系统向有机生产转换通常需要 2 年以上的时间,新开荒地、撂荒地需至少经 12 个月的转换期才有可能获得颁证。

(7) 在生产和流通过程中,必须有完善的质量控制和跟踪审查体系,并有完整的生产和销售记录档案。

2. 有机食品加工的基本要求

(1) 原料必须是已获得有机颁证的产品或野生天然产品。

(2) 在认证产品生产中的配料、辅料、添加剂、加工助剂或发酵材料等不得使用经基因工程技术改造过的生物体生产出来的产品。

（3）已获得有机认证的原料在终极产品中所占的比例不得少于95%。

（4）只允许使用天然的调料、色素和香料等辅助原料，禁止使用人工合成的添加剂。

（5）有机食品在生产、加工、储存和运输的过程中应避免化学物质的污染。

（6）生产者在有机食品加工和销售过程中需有完善的质量审查体系和完整的加工、销售记录体系。

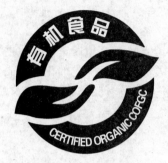

图6-3　有机食品标志

（四）有机食品标志及其管理

我国有机食品标志为国家有机食品发展中心所拥有，已在国家工商行政管理局商标局注册，是一种质量认证的标志（图6-3）。有机食品证书与标志的拥有单位和个人在获得有机食品认证证书后，必须在限定的时间范围内使用，有效期为两年，任何单位和个人不得伪造、涂改、转让有机食品认证证书。证书在有效期届满后，如需继续使用认证证书，必须在期满前一个月内向原有机食品认证机构重新提出申请，经审查合格方可继续使用。

链接

什么是QS标志？

QS是食品"质量安全"（Quality Safety）的英文缩写，是食品质量安全市场准入标志，是质量标志。食品外包装上加印（贴）QS标志表明符合质量安全基本要求。实施食品质量安全市场准入制度管理的食品，其产品出厂必须加印（贴）食品市场准入标志，没有食品市场准入标志的，不得出厂销售。食品市场准入标志由"QS"和"质量安全"中文字样组成，标志主色调为蓝色。字母"Q"与"质量安全"四个中文字样为蓝色，字母"S"为白色（图6-4）。

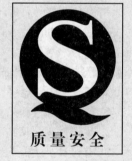

图6-4　QS标志

第2节　强化食品、保健食品、转基因食品

随着社会经济的快速发展，我国居民的饮食文化和膳食结构已得到了极大的改善。但是，由于各地区的经济发展不平衡，以及管理、教育、营养知识普及等多方面原因，当前在我国居民中仍然存在着比较严重的营养不良问题。为此，相继开发出了营养强化食品、保健食品和转基因食品。

一、强化食品

（一）食品营养强化的概念

根据不同人群的营养需要，向食品中添加一种或多种营养素或者某些天然食物成分的食品添加剂，用以提高食品营养价值的过程称为食品营养强化，或简称食品强化。这种经过强化处理的食品称为营养强化食品。被强化的食品通常称为载体，主要是食用量大、食用普遍而且适宜加工保存的食品，世界各国均以粮食、儿童食品、乳及乳制品、饮料、食用油和调味品作为强化食品的载体；所添加的营养素（包括天然的和人工合成的）称为食品营养强化剂。营养强化剂属于公认的营养素,如氨基酸、维生素和矿物质等。目前,我国批准使用的营养强化剂有 100 多种。

（二）食品营养强化的分类

（1）根据强化的目的不同,可将食品营养强化分为补偿强化和增量强化。补偿强化是指在食品中添加营养素以补偿在加工过程中所受的损失;增量强化是指添加营养素使之高于食品中原来的含量。

（2）根据强化营养素的种类不同,可将食品营养强化分为单一营养素强化和复合营养素强化。单一营养素强化是指在食物载体中强化铁、碘、维生素 A 等任何一种营养素,如食盐加碘,酱油加铁。复合营养素强化是指在食物载体中加入两种或两种以上的微量营养素,如婴儿配方食品中添加多种无机盐和维生素。

（三）食品营养强化的意义

1. 弥补天然食物的营养缺陷　自然界中除母乳以外没有一种天然食品能满足人体的各种营养素需要。有针对性地进行食品强化、增补天然食物缺少的营养素,可有效改善人们的营养和健康水平,如向谷类食品中添加赖氨酸等。

2. 补充食品在加工、储存及运输过程中营养素的损失　食品在这些过程中受到机械、化学、生物等因素影响,均会引起部分营养素的损失。为了弥补营养素的损失,在食品中适当增补一些营养素是很有意义的。如在精白米、精白面中添加 B 族维生素;在果汁、果酱、水果罐头中添加维生素 C。

3. 简化膳食处理,方便摄食　天然的单一食物绝大多数不可能含有人体所需全部营养素,人们必须同时进食多种食物。如在乳制品中强化维生素 A、维生素 D、维生素 C、维生素 B_1、维生素 B_2、维生素 B_6、维生素 B_{12} 及烟酸等,制成调制乳粉,可以方便地满足广大人民及婴儿的营养需要。

4. 适应不同人群的营养需要　不同年龄、性别、工作性质以及处于不同生理、病理状况的人来说,他们所需要的营养是不同的,对食品进行不同的营养强化可分别满足需要。如配方奶粉、宇航员食品和患者用的要素膳等。

5. 预防营养不良　营养强化是营养干预的主要措施之一,在改善人群的营养状况中发挥着巨大的作用。例如,对缺碘地区的人采取食盐加碘可大大降低甲状腺肿的发病率,用维生素 B_1 防治食米地区的维生素 B_1 缺乏病,用维生素 C 防治维生素 C 缺乏病等。与营养补充剂或保健(功能)食品比较,营养强化食品对于改善营养缺乏不仅效果良好,而且价格低廉,适于大面积推广。

（四）食品营养强化的基本要求

1. 有明确的针对性　进行食品营养强化前必须对本国本地区的食物种类及人们的营养状况做全面细致的调查研究,从中分析缺少哪种营养成分,然后选择需要进行强化的食物载体以及强化剂的种类和用量。

2. 符合营养学原理　人体所需各种营养素在数量之间有一定的比例关系,应注意保持各营养素之间的平衡。尽量选用易于被人体吸收利用的营养素作为强化剂。添加量一般以消费对象正常供给量的 1/3 至供给量为宜。

3. 符合国家的卫生标准　食品营养强化剂的使用应符合相应的国家标准,特别是对那些人工合成的营养素衍生物更应通过一定的卫生评价方可使用,避免产生有害、不良的副产品和污染物问题影响人体健康。

4. 保持食品原有的色、香、味等感官性状　食品强化的过程,不应损害食品的原有感官性状而影响消费者的接受性。

5. 尽量减少强化剂的损失,提高强化剂的保存率　采用添加稳定剂、改善强化工艺条件和储藏条件等措施减少营养强化剂在生产过程中遇光、热和氧等引起的分解和破坏。

6. 经济合理、有利于推广　食品的营养强化需要增加一定的生产成本,但应注意不宜过多提高价格,以适应消费者的要求和便于推广。

二、保健食品

（一）保健食品的概念

保健食品在国际上通常称为健康食品、功能性食品、或食品增补剂,我国国家技术监督局于 1997 年 2 月 28 日发布的强制性国家标准《保健(功能)食品通用标准》中将保健食品定义为:"保健食品是食品的一个种类,具有一般食品的共性,能调节人体的机能,适用于特定人群食用,但不以治疗疾病为目的。"

（二）保健食品的基本特点

保健食品具有以下三个特点。

1. 保健食品是食品而不是药品　药品是用来治病的,而保健食品不以治疗疾病为目的,也不能宣传其治疗效果。保健食品的作用主要是调节人体功能,改善健康状况。保健食品具有一般食品的共性,必须符合食品卫生要求,不能对人体健康产生危害,而药品则允许有一定程度的不良反应。

2. 保健食品应具有明确的保健功能　这是保健食品与一般食品的主要区别。保健食品至少应具有调节人体某一种功能的作用,如增强免疫力功能、抗氧化功能、辅助降血脂功能等,其功能必须经过必要的动物或人群功能试验,证明其功能明确、可靠。

3. 保健食品适宜于特定人群食用　这是保健食品与一般食品另一个不同点。一般食品男女老少都可以食用,而保健食品是为特定人群或特定条件下的人群所研制、生产的,因此,只适用于某些特定人群。如特殊生理状况下的人群(婴幼儿、老年人、孕妇等)和代谢异常的人群(糖尿病患者、高血脂患者等)。

（三）保健食品的保健功能

目前我国食品药品监督管理局(SFDA)公布受理和批准的保健食品功能共有 27 种,分别为:增强免疫力功能、辅助降血脂功能、辅助降血糖功能、抗氧化功能、辅助改善记忆功能、缓解视觉疲劳功能、清咽功能、辅助降血压功能、促进排铅功能、改善睡眠功能、促进泌乳功能、改善生长发育功能、缓解体力疲劳功能、提高缺氧耐受力功能、对辐射危害有辅助保护功能、减肥功能、增加骨密度功能、改善营养性贫血功能、对化学性肝损伤有辅助保护功能、祛痤疮功能、祛黄褐斑功能、改善皮肤水分功能、改善皮肤油分功能、调节肠道菌群功能、促进消化功能、通便功能、对胃黏膜有辅助保护功能等。

（四）保健食品常用的功效成分

天然食物中含有的蛋白质、糖类、脂肪、维生素和某些矿物质,是人体生命中不可缺少的物质。但人类食物中含有的化学成分远远不止这几类营养素。人们每天由食物中摄取的各种食物成分多达数百种以上。利用这些有益的食物成分以及各种必需营养素,经过适当的加工过程,就可以得到调节生理功能或预防疾病的保健食品。

1. 蛋白质、多肽和氨基酸类　如超氧化物歧化酶(SOD),大豆多肽、牛磺酸等。

2. 具有保健功能的糖类　如膳食纤维、低聚糖、植物多糖和动物多糖等。

3. 功能性脂类成分　油脂中的功能性成分主要为磷脂、功能性脂肪酸、二十八烷醇、植物固醇、角鲨烯等。

4. 具有保健功能的微量营养素　如增强抗氧化功能的硒和维生素 E,促进体内铅排出的钙、锌或其他二价金属元素等。

5. 功能性植物化学物　上述的膳食纤维、植物多糖和植物固醇等都属于植物化学物,此外还有酚类化合物、萜类化合物、有机硫化合物、食物中的天然色素(胡萝卜素、番茄红素、花青素等)、中草药中的植物化学物等。

6. 益生菌　常见的益生菌有双歧杆菌、益生链球菌、乳酸杆菌等。

三、转基因食品

世界上第一种转基因食品是 1993 年投放美国市场的延熟番茄。此后,各国批准商业化的转基因食品迅速增加,在 1996 至 2005 年的十年间,全球累计增加的转基因作物(仅指官方登记认可的,不包括非法栽培的转基因作物)价值为 300 亿美元。转基因作物的主要种植国家为美国、加拿大和阿根廷,其种植面积约占全世界的 99%。转基因食品具有产量高、品质优、抗病性好等优点,正日益受到许多国家的重视。但是,关于转基因食品是否安全,即食用转基因食品对人类健康是否有不良影响,转基因技术对环境、物种的进化是否有影响等一直争论不休。

(一)转基因食品的概念

通过基因工程手段将一种或几种外源性基因转移至某种生物体(动、植物和微生物),并使其具有表达出相应的产物(多肽或蛋白质),这样的生物体作为食品或以其为原料加工生产的食品就是转基因食品。通过转基因技术将有利的基因转移到另外的微生物、植物或动物细胞内而使它们获得有利特性,如增强动植物的抗病虫害能力、提高营养成分等,由此可增加食品的种类、提高产量、改进营养成分的构成、延长货架期等。目前批量商业化生产的转基因食品中 90% 以上为转基因植物及其衍生产品,因此,现阶段所说的转基因食品实际上主要是指转基因植物性食品。转基因植物性食品与传统食品的主要差异在于前者含有来源于其他生物体的外源基因。

(二)转基因食品的种类

1. 植物性转基因食品　植物性转基因食品种类很多。例如,面包生产需要高蛋白质含量的小麦,而目前的小麦品种含蛋白质较低,将高效表达的蛋白基因转入小麦,将会使做成的面包具有更好的焙烤性能。还有转基因大豆和玉米、抗病毒甜椒、抗病毒番茄和延熟番茄等。

2. 动物性转基因食品　动物性转基因食品种类也很多。比如,牛体内转入了人的基因,牛长大后产生的牛乳中含有基因药物,提取后可用于人类病症的治疗。

3. 转基因微生物食品　例如,生产奶酪的凝乳酶,以往只能从杀死的小牛的胃中才能取出,现在利用转基因微生物已能够使凝乳酶在体外大量产生,避免了小牛的无辜死亡,也降低了生产成本。

4. 转基因特殊食品　科学家利用生物遗传工程,将普通的蔬菜、水果、粮食等农作物,变成能预防疾病的神奇的"疫苗食品"。如含抗人类病毒疫苗的转基因马铃薯和番茄;英国科学家米奇·海印,通过应用植物细胞嫁接抗原的技术,培育出了一种能预防霍乱的苜蓿植物。

（三）转基因食品的优点

转基因食品有较多的优点：可增加作物单位面积产量；可以降低生产成本；增强作物抗虫害、抗病毒等的能力；提高农产品的耐储性，延长保鲜期；可使农作物开发的时间大为缩短；可以摆脱季节、气候的影响，四季低成本供应；打破物种界限，不断培植新物种，生产出有利于人类健康的食品。

（四）转基因食品的安全性

事物都是一分为二的，自从转基因技术问世以来，转基因食品的安全性问题一直被人们所关注。1997年，人们在玉米的原产地——墨西哥山区的野生玉米内检测到转基因成分，但转基因玉米的栽培却是在离此地几百里之遥的美国境内，人们由此发觉转基因生物的负面生态影响必须得到重视。在食品健康方面，人们担心转入了其他基因的作物含有对人体不利的成分。美国斑蝶事件和英国普兹泰教授的转基因土豆毒性研究报告的发布，更使人们对转基因作物及其产品的安全性问题充满了忧虑。转基因食品安全性问题如下。

1. 毒性问题　一些研究学者认为，对于基因的人工提炼和添加，可能在达到某些人们想达到的效果的同时，也增加和积聚了食物中原有的微量毒素。

2. 过敏反应问题　转基因食品中引入的新基因蛋白质有可能是食品致敏原。人体免疫系统可与食品中过敏蛋白质发生反应，产生抗原特异性的免疫球蛋白 IgE 的反应。目前，对转基因食品的潜在致敏性必须进行严格的上市试验，并在上市后对食用人群进行跟踪监测。

3. 营养问题　转基因食品的营养组成和抗营养因子变化幅度大，可能会对人群膳食营养产生影响，造成体内营养素平衡紊乱。另外，有关食用植物和动物中营养成分改变对营养的作用、营养基因的相互作用、营养素的生物利用率和营养代谢等方面的作用资料很少，使人们对转基因食品表示担忧。

4. 对抗生素的抵抗作用　当科学家把一个外来基因加入到植物或细菌中去，这个基因会与别的基因连接在一起。人们在服用了这种改良食物后，食物会在人体内将抗药性基因传给致病的细菌，使人体产生抗药性。

5. 对环境的威胁　在许多转基因食品改良品种中包含有从杆菌中提取出来的细菌基因，这种基因会产生一种对昆虫和害虫有毒的蛋白质。在一次实验室研究中，一种蝴蝶的幼虫在吃了含杆菌基因的马利筋属植物的花粉之后，产生了死亡或不正常发育的现象。这引起了生态学家们的另一种担心，那些不在改良范围之内的其他物种有可能成为改良物种的受害者。最后，生物学家们担心为了培养一些更具优良特性，比如说具有更强的抗病虫害能力和抗旱能力等，而对农作物进行的改良，其特性很可能会通过花粉等媒介传播给野生物种。

链接

美国斑蝶事件

1999年5月，康奈尔大学的一个研究组在《Nature》杂志上发表文章，声称转基因抗虫玉米的花粉飘到一种名叫"马利筋"的杂草上，用马利筋叶片饲喂美国大斑蝶，导致44%的幼虫死亡。事实上，这一实验结果在科学上没有说服力。因为试验是在实验室完成的，且没有提供使用花粉量的数据。现在这个事件也有了科学的结论：第一，玉米的花粉非常重，扩散不远，在玉米地以外5米，每一平方厘米马利筋叶片上只找到一个玉米花粉。第二，2000年开始在美国三个州和加拿大进行的田间试验都证明，抗虫玉米花粉对斑蝶并不构成威胁，实验室试验中用10倍于田间的花粉量来喂大斑蝶的幼虫，也没有发现对其生长发育有影响。斑蝶减少的真正原因：一是农药的过度使用，二是墨西哥生态环境的破坏。

（五）转基因食品的安全管理

转基因食品作为人类历史上的一类新型食品,在给人类带来巨大利益的同时,也给人类健康和环境安全带来潜在的风险。因此,转基因食品的安全管理受到了世界各国的重视。从世界范围看,转基因食品并不是随意推向市场的,国内外对转基因食品管理主要包括食用安全性评价和标识管理。

小结

安全食品是指长期正常使用不会对身体产生阶段性或持续性危害的食品,主要包括无公害农产品、绿色食品、有机食品。无公害农产品是绿色食品和有机食品发展的基础,绿色食品和有机食品是在无公害农产品基础上的进一步提高;三品都注重生产过程的管理,无公害农产品和绿色食品侧重对影响产品质量因素的控制,有机食品侧重对影响环境质量因素的控制。

随着生活水平的提高,人们对食品的质量有了更高的需求。为了满足需求,人们研制和推广强化食品以预防大规模人群营养缺乏病的问题;研制和生产保健食品以减少某些慢性病的发生;研制和开发转基因食品以满足人类日益增长的饮食需要。

自 测 题

一、名词解释

1. 绿色食品　2. 有机食品　3. 保健食品

二、填空题

1. 无公害农产品具有 ＿＿＿＿＿、＿＿＿＿＿ 和
＿＿＿＿＿ 三个明显特征。

2. 绿色食品与普通食品相比有三个显著特征
＿＿＿＿＿、＿＿＿＿＿、＿＿＿＿＿。

3. 根据强化营养素的种类不同,可将食品营养强化分为＿＿＿＿＿ 和 ＿＿＿＿＿。

4. 转基因食品的种类有 ＿＿＿＿＿、＿＿＿＿＿、
＿＿＿＿＿、＿＿＿＿＿。

三、单项选择题

1. 目前认为强化铁剂较好的载体为（　　）
A. 盐　B. 面　C. 油　D. 乳　E. 酱油

2. 食品的营养强化剂不包括（　　）
A. 钙　B. 铁　C. 碘　D. 维生素 A　E. 磷

3. 国家允许的保健食品功能不包括（　　）
A. 增强免疫力　B. 预防肿瘤　C. 改善睡眠
D. 减肥　E. 促进消化

四、简答题

1. 简述食品营养强化的意义和基本要求。

2. 简述保健食品的基本特点。

3. 简述转基因食品的优点和安全性。

第7章

医 院 膳 食

案例7-1

患者,李老伯,61 岁,主诉腹上区不适、疼痛或胀满、食欲缺乏、畏食、消瘦而就医。临床诊断为胃癌,需要进行手术治疗,住院后手术很成功,李老伯和家人都很高兴。术后 72 小时(排气后),家人给他端来了他最爱吃的肉馅馄饨,李老伯刚吃几口就觉得腹上区剧烈疼痛,所以他不敢再吃东西,家人很担心。

问题:1. 李老伯不吃东西对疾病的恢复会有影响吗?

2. 作为一名护士如何对李老伯及其家属进行术后饮食方面的健康教育,消除其顾虑,促进老人疾病的康复?

膳食治疗是疾病临床治疗中的重要组成部分,通过合理营养可改善患者的代谢,增强机体的抵抗力,减少并发症,达到促进疾病康复的目的。医院膳食是患者获取营养的主要途径。

考点:医院
膳食的分类
它是根据人体的基本营养需要和各种疾病的治疗需要而制订的医院患者膳食。医院膳食的种类很多,根据患者的病情及其治疗需要可以分为基本膳食、治疗膳食和诊断试验膳食。

第1节 基 本 膳 食

考点:基本
膳食的种类
基本膳食是根据不同疾病的生理和病理需要,改变食物烹调方法或食物质地而配制的膳食,是住院患者常用的一类膳食,也是使用范围最广泛的一类膳食。基本膳食按质地及烹调方法可以分为普通膳食、软食、半流质膳食和流质膳食 4 种。

一、普 通 膳 食

普通膳食简称普食,是医院膳食的基础。住院患者中采用普食的患者比例最大,大多数治疗膳食都是在普食的基础上衍化而来的。

(一)特点

普食与正常人平时所用膳食基本相同,其中能量和各种营养素均应充分供给,达到平衡膳食的要求。每日供应早、中、晚三餐。

(二)适用对象

消化功能正常,无发热,咀嚼吞咽功能正常,无需任何膳食限制的各类患者。

(三)膳食原则与要求

(1)保证供给平衡膳食,满足机体的营养需求。

(2)每日供给的食物中应包括谷类、蔬菜和水果、豆制品和奶类以及肉、蛋、奶、鱼等动物性食品和少量的油脂类。

（3）每日膳食中提供的能量和营养素要求达到或接近中国营养学会建议的推荐摄入量或适宜摄入量标准，三餐能量分配通常为早餐25%～30%，中餐40%，晚餐30%～35%。

（4）食物烹调应科学合理，既要有良好的色、香、味以增进食欲，又要尽量减少营养素损失。饮食宜清淡，尽量少用各种刺激性食物、油炸食物及熏烤食物。

（四）配膳应注意的问题

（1）食谱制定和操作要照顾民族风俗、地域习惯的特殊性。

（2）了解患者的食物过敏史，如鱼虾类、黄花菜类等。

（3）应选择常用的食物和百姓知晓的食物，新资源食物应用要谨慎。

（4）考虑患者实际的经济状况，注意成本核算。

（五）普食食谱举例

早餐：稀饭（大米50g）、馒头（标准粉100g）、卤鸡蛋（鸡蛋50g）。

午餐：米饭（大米150g）、芹菜肉丝（猪肉50g，芹菜100g）、炒猪肝（猪肝50g，青椒100g，香菇10g）、番茄豆腐汤（番茄100g，豆腐50g）、盐3g，植物油15g。

晚餐：米饭（大米150g）、清蒸鱼（鱼100g）、素炒土豆丝（土豆100g）、菠菜汤（菠菜200g）、油15g、盐3g、苹果200g。

二、软　　食

（一）特点

软食也称软饭，是一种质软、容易咀嚼，比普食易消化的膳食，常作为普食到半流质膳食的过渡饮食，每日供应3～5餐。

（二）适用对象

软食主要适用于低热、咀嚼或吞咽不便、消化不良、消化道手术恢复期患者、幼儿和老人。

（三）膳食原则和要求

（1）供给易消化、易咀嚼的食物，并且要保证营养素的含量不低于普食。如有需要可以长期使用。

（2）食物种类选择和普食类似，每日除三餐外，可以另加一餐牛奶或点心。

（3）食物加工烹调要细、软、烂，可以多用蒸、煮等烹调方法。不用生冷食物和含粗纤维多的食物以及硬果类食物，忌用强烈刺激性的调味品，清淡少盐、少油腻。

（4）因软食中蔬菜及肉类均需切碎煮烂，长期采用软饭会引起水溶性维生素的缺乏，故应注意补充新鲜的果汁、菜汁、番茄汁等富含维生素C的食物或饮料。

考点： 软食营养素供给的特点及禁用食物

（四）食物选择

1. 可用的食物

主食：软米饭、大米粥、面条、面片、馄饨以及各种面食；

肉类：需选择肌纤维较短的肉类，如兔肉、鱼虾、鸡肉等，可将肉切成小块焖烂或做成肉丸、肉末等食用。

蛋类：炒鸡蛋、煮鸡蛋、蒸蛋羹、荷包蛋等。

蔬菜：选择粗纤维较少的蔬菜，可采用瓜茄类如南瓜、冬瓜、茄子、嫩菜叶如花菜、嫩豌豆角以及胡萝卜、马铃薯等，通常要切细煮软。

水果：水果应去皮，香蕉、柑橘、苹果、梨、桃、杏等均可食用，可切碎做成泥或榨成果汁。

豆类：豆腐、豆浆、豆腐脑等。

奶类:牛奶、酸奶等。

2. 禁用食物　①生冷及含粗纤维多的蔬菜,如豆芽、芹菜、韭菜;②硬果类如花生米、核桃、杏仁、榛子等均不可食,制成花生酱、杏仁酪、核桃酪可食;③整粒豆不易咀嚼和消化不可食,磨成豆浆或做成豆腐可食;④强烈调味品不可用如辣椒粉、芥末、胡椒、咖喱等;⑤油煎炸的食物如油条、炸牛排等。

（五）软食食谱举例

早餐:甜豆浆(豆浆 250g、糖 15g)、馒头(标准粉 50g)、稀饭(大米 50g)、蒸鸡蛋(鸡蛋 60g)

午餐:蒸烂饭(大米 150g)、肉丸白菜(猪肉 50g、小白菜 100g)、番茄豆腐汤(番茄 100g、豆腐 50g)

晚餐:猪肝菜花面(猪肝 50g、菜花 100g、标准粉 100g)、小肉包子(标准粉 50g、猪肉 25g)。全日炒菜用油 25g,食盐 6g。

三、半流质膳食

（一）特点

半流质膳食是介于软食与流质膳食之间的一种过渡饮食,是比较细软、易于消化吸收的呈半流体状态的食物。通常半流质膳食是将固体食物经由机器搅碎并含有汤汁,调制成不需或稍加咀嚼即可吞咽的饮食,通常采用限量、多餐次供给的形式。如有需要,可长期使用。

（二）适用对象

半流质饮食适用于体温较高;口腔或耳鼻喉手术后不能咀嚼或吞咽困难;有较严重的消化道疾患,如腹泻、消化不良患者;身体虚弱缺乏食欲;刚分娩后的产妇等。

（三）膳食原则和要求

(1) 食物应细、软、碎,易于咀嚼吞咽,易消化吸收,呈半流体状态。

(2) 注意食物品种应多样化,尽量使营养平衡。

(3) 遵循少量多餐原则,一日供 5～6 餐,通常为 2～3 小时进餐一次。

(4) 尽量使食物美味可口,以增进食欲。

（四）食物的选择

1. 可用的食物

主食:大米粥、挂面、细面条、面片、馄饨、软面包、馒头、藕粉、麦片粥、小米粥、蛋糕等。

肉类:用嫩瘦猪肉、鸡肉、鱼肉等制成的肉泥、丸子,烧鱼块、碎肝片等。

蛋类:蒸蛋羹、炒鸡蛋、咸蛋、蛋花等。

乳类:牛乳、羊乳、炼乳、冰激凌、奶油、黄油、奶酪、酸奶等。

豆类:豆腐、豆浆、豆腐脑、豆腐干、绿豆等。

水果及蔬菜:可用果汁、菜汁、碎菜叶等。

2. 不用或少用的食物　①干豆类、油炸食物、大块的肉、熏鱼均不可食用;②伤寒痢疾患者禁用含粗纤维多的蔬菜、水果、粗粮等;③腹部手术后禁用胀气食物如牛奶、豆类和过甜的食物;④刚分娩后的产妇不可用硬而不易消化的食物和刺激性的调味品等。

（五）半流质膳食食谱举例

早餐:米粥(小米 50g)、蒸鸡蛋羹(鸡蛋 60g)。

加餐:牛奶 250g(加糖)、面包(标准粉 50g)、白糖 15g。

午餐:番茄猪肝面(标准粉 100 g、猪肝 50g、番茄 50g、油 10g)。

加餐:枣泥糊(大米25g、红枣20g、白糖15g)。

晚餐:菜肉馄饨(标准粉100g、青菜50g、嫩瘦猪肉50g、油10g)。

四、流 质 膳 食

(一)特点

流质膳食也称流食,为液体状态的食物或在口中易于溶化为液体的食物。流质膳食比半流质膳食更易吞咽和消化,但其所供能量和营养素均不充足,故一般只限短期使用(1~2天),若长期使用,可以选用匀浆膳等特殊流食。

(二)适用对象

流质膳食适用于高热;极度衰弱而无力咀嚼食物的急性重症患者;口腔手术、面颈部大手术后极度咀嚼吞咽困难的患者;消化道急性炎症以及食管狭窄和食管癌患者等。

(三)膳食原则和要求

(1)所有食物皆需制成液体或进口即能溶化为液体,不含固体块或渣滓,容易咀嚼、吞咽、消化和吸收。

(2)少量多餐,每日6~7餐,每餐200~250ml为宜,如有特殊情况,按医嘱而定。在病情允许时可以给予少量易消化的脂肪,如奶油、黄油、花生油、芝麻油等,以增加食物中的热能。

(3)禁用有刺激性的食物以及味道强烈的调味品。在一些特殊情况下,应注意食物的选择,如腹部手术后患者或痢疾患者,为避免胀气不宜给牛奶、豆浆及过甜的液体;喉部手术的患者,如扁桃体摘除术后应禁用过酸、过咸的饮料,以免刺激伤口引起疼痛;凡需用鼻管喂入的流质,应忌用蛋花汤、浓米汤,以免管道堵塞而造成不良后果。

(四)流质膳食分类

1. 普通流质 又称一般流质食物如米汤、各类米面糊、豆浆、嫩豆腐脑、蛋汤、牛奶、果汁、麦乳精、菜汁、各种肉汤、藕粉等,常用于肺炎、高热、甲状腺切除及一般术后患者。

2. 清流质 不含渣、不产气的液体食物,比其他流质膳食更清淡,可供给机体液体以及少量能量,以防身体脱水。适用于食管大手术前后及消化道、腹部手术后试餐时或急性腹泻病情缓解后、严重衰弱患者等。清流质饮食可用食物有米汤、稀藕粉、杏仁露、过滤的肉汤、果汁等,为防止腹部胀气,清流质饮食不用牛奶、豆浆、过甜的食物及一切易胀气的食物。

3. 浓流质 无渣较稠的食物,常用吸管吮吸,常用于口腔手术后患者,消化和吸收功能良好、需要管饲营养患者。浓流质可用食物有米面糊,奶粉冲麦乳精,较稠的藕粉、牛奶等。

4. 冷流质 常用于喉部手术后最初1~2天,如扁桃体切除患者、上消化道出血患者等。冷流质可用食物有冷牛奶、冷豆浆、冷蛋羹、冰激凌、冷米汤、冷藕粉等。注意不要用热食品、酸味食品及含刺激性香料的食品。以防止对喉部及胃部刺激而引起伤口出血。

5. 不胀气流质 不胀气流质饮食忌用甜流质饮食以及牛奶、豆浆等产气食品,其余同流质饮食,主要适用于腹部手术后患者和痢疾患者等。

考点:流质膳食的分类

(五)可选食物

谷类:稠米汤、藕粉、粥羹。

菜类:新鲜菜汁、菜汤。

水果:橘、橙、梨、苹果、葡萄等果汁。

汤类:清炖鸡汤、肉汤、肝泥汤等。

奶类:牛奶、酸奶等。

蛋类:蛋花、蒸蛋羹。

豆类:豆浆、过滤绿豆汤等。

（六）普通流质膳食食谱举例

早餐:甜豆浆(豆浆 220g、白糖 20g)

加餐:甜牛奶(牛奶 220g、白糖 20g)

午餐:肉汤(猪肉 25g、盐 1g)

加餐:甜麦乳精(麦乳精 20g、白糖 15 g)

晚餐:鸡蛋汤(鸡蛋 50g、植物油 5g、盐 1g)

加餐:甜藕粉(藕粉 20g、白糖 25g)。

胃癌手术后一周的饮食建议

　　术后约72小时(排气后)开始进食清流质半量,术后第 4～5 天给全量清流食,第 5～6 天可给一般流食,第 7 天可进半量半流质,以后逐渐增加质和量。进食初期应注意饮食量,一般由 1 次 60 毫升,逐渐增至100～200 毫升。由清流质逐渐过渡到少渣低糖半流质,再改为高蛋白半流质食,以后逐渐过渡到软食。食物应无刺激性,戒烟酒,宜多食含胡萝卜和维生素 C 丰富的水果蔬菜。烹调方式忌煎、炸,饮食方式应量少多餐。

考点:四种基本膳食的特点和适用对象

第2节　治疗膳食和营养途径

一、治　疗　膳　食

考点:治疗膳食的定义　　根据疾病的需要,在基本饮食的基础上增加或减少某些营养素,以达到治疗某种疾病的目的,这一类膳食称为治疗膳食。治疗膳食分为一般治疗膳食和特殊治疗膳食。

（一）一般治疗膳食

1. 高能量膳食

（1）特点:此类膳食提供的能量高于正常能量供给标准,即成年轻体力活动男性每日能量摄入应大于 2400kcal,成年轻体力活动女性每日能量摄入应大于 2100kcal。能量供给应根据病情调整,如成年烧伤患者每日约为 4000kcal 能量。

（2）适用对象:适用于需要较高能量的患者,如体重不足;慢性消耗性疾病如结核病、肿瘤、伤寒以及甲状腺功能亢进;严重烧伤、创伤的患者等。

（3）膳食原则和要求:

1）在平衡膳食的基础上,且在患者能耐受的情况下,鼓励患者适当增加进食量。

2）增加餐次,在每日的正常三餐之外,可再给予 2～3 次的加餐,主要补充牛奶、点心、面包、藕粉、馒头、果酱等能量高的食物。

3）摄入量的增加要考虑到患者的耐受性,应循序渐进,不可一次大量给予,防止造成胃肠功能紊乱。

4）应控制膳食中胆固醇的摄入量,脂肪提供能量应占全天所需总能量的 30% 左右,以防止高脂血症。

2. 低能量膳食

（1）特点:成人每日能量供给量比平日减少 500～1000kcal,减少量视患者情况而定,但每日总能量摄入不宜低于800～1000kcal。

(2) 适用对象:适用于需要减轻体重者,如单纯性肥胖症;或者为了控制病情必须减少机体代谢方面的负担,如糖尿病、高脂血症、高血压、冠心病等患者。

(3) 膳食原则与要求:

1) 营养要平衡,在限制能量的基础上,适当选用含脂肪量低的高蛋白食物,蛋白质供给应充足,每日不少于1g/kg(体重)。限制脂肪的摄入,尤其是动物性脂肪和胆固醇。糖类供给的能量约占全天所需总能量的50%。

2) 为了减轻患者的饥饿感,在食物的选择上应注意多选用体积大、能量低的蔬菜、水果及薯类,如芹菜、南瓜等。

3) 各种维生素、无机盐的供给要充足。

3. 高蛋白膳食

(1) 特点:提高每日膳食中蛋白质的含量,在保证能量供给充足的基础上,供给蛋白质按体重计为每日1.5～2g/kg。每日膳食中供应的蛋白质总量不少于90～100g,不超过120g。

(2) 适用对象:各种原因引起的营养不良、贫血和低蛋白血症;代谢亢进性疾病和慢性消耗性疾病,如甲状腺功能亢进、结核病、肝硬化腹水、肿瘤等;重度感染性疾病,如严重烧伤、创伤以及大手术前后等患者。

(3) 膳食原则和要求:

1) 在能量供给充足的基础上,增加膳食中蛋白质的摄入量,其中由肉、蛋、奶、鱼、大豆及其制品等提供的优质蛋白质应占到蛋白质总量的50%以上。

2) 糖类供给应足够,提供的能量占全天所需总能量的比例不低于50%,以保证蛋白质的充分利用。另外,无机盐和维生素的供给也应充足。

3) 原则上一日三餐,老年人、幼儿以及食欲差、胃肠功能差的患者增加蛋白质要少量多次、可以适当加餐。可采用午餐、晚餐中各加一个荤菜或在两餐之间添加牛奶、鸡蛋、豆浆等高蛋白食物的方法增加蛋白质的摄入。

4. 低蛋白膳食

(1) 特点:低蛋白膳食要比正常膳食中蛋白质含量低,以减少体内含氮代谢物生成,减轻肝、肾负担。蛋白质供给量按体重计为每日0.5g/kg,应根据病情随时调整,一般每天蛋白质供给总量在20～40g之间。

(2) 适用对象:肾脏疾病,如急性肾炎、肾功能不全、肾病综合征、肾衰竭等;肝脏疾病,如肝衰竭及肝性脑病等患者。

(3) 膳食原则和要求:

1) 在控制蛋白质摄入量前提下,应尽量选用含优质蛋白质的食物,如瘦肉、蛋、乳类等食品,以保证必需氨基酸的摄入。

2) 能量供应要充足,应主要由糖类来提供能量。可以采用麦淀粉及蛋白质含量低的薯类如马铃薯、红薯、芋头等作为部分主食提供能量;供给充足的蔬菜、水果以保证无机盐和维生素的足量摄入。

3) 急性肾炎患者除低蛋白饮食外,还应限制钠盐的摄入。

5. 低脂肪膳食

(1) 特点:控制膳食中脂肪的摄入总量和饱和脂肪酸的摄入量,以改善脂肪代谢和吸收不良而引起的各种疾病。根据患者病情不同,脂肪摄入的控制量也有所不同。

（2）适用对象：急慢性肝炎、肝硬化、脂肪肝；胆囊疾病；胰腺炎；高血压、冠心病、高脂血症、肥胖以及腹泻等患者。

（3）膳食原则和要求：

1）应根据病情限制膳食中脂肪的含量，一般限制时，应控制在每日 40～50g 以下，较严格限制时，每日控制在 20～30g 以下，有些情况下需无脂肪饮食如患急性胰腺炎时。使用低脂肪膳食时注意禁用油炸食物、肥肉、荤油及含脂肪多的点心，用植物油代替动物油。

2）烹调时可选用蒸、炖、煮、烩、卤、拌等不用油或用油较少的方法，以减少烹调用油。饮食清淡，少刺激性，易于消化。

3）由于吸收不良引起的脂肪泻可导致多种营养素的损失，应注意进行补充。

6. 低胆固醇膳食

（1）特点：限制胆固醇的供给量，每日膳食中的胆固醇含量控制在 300mg 以下。

（2）适用对象：高血压、冠心病、高脂血症、动脉粥样硬化以及胆囊炎、胆石症等患者。

（3）膳食原则和要求：

1）控制每天摄入的总能量，维持理想体重，避免肥胖。

2）限制脂肪摄入量，每天由脂肪提供的热能应占全天所需总能量的 20%～25%。减少饱和脂肪酸的摄入。

3）限制胆固醇的供给量，忌用或少用富含胆固醇的食物，如肥肉、动物内脏、蛋黄、动物脑、鱼子等。食物中的胆固醇全部来源于动物性食品，为了减少胆固醇的摄入同时又保证膳食中优质蛋白质的供应，可用优质植物蛋白如大豆蛋白质来代替动物蛋白。

考点：低胆固醇膳食特点

4）多吃新鲜蔬菜水果，保证无机盐、维生素的足量摄入。另外可以适当选用一些粗、杂粮，以增加膳食纤维的供给量，有利于降低血胆固醇。

7. 高膳食纤维膳食（多渣膳食）

（1）特点：增加食物中膳食纤维的量，每日膳食中膳食纤维含量应达到 35g 以上。目的是增加粪便的体积和含水量，刺激胃肠蠕动，促进肠道有害物质的排除。

（2）适用对象：习惯性便秘和无并发症的肠道憩室患者。目前认为高纤维膳食对高脂血症、冠心病、糖尿病、肥胖症以及大肠癌等疾病的预防均有利。

（3）膳食原则和要求：

1）增加含纤维丰富的食物的供给量，可以多选用各种粗、杂粮、新鲜的水果及韭菜、芹菜、卷心菜等蔬菜。

2）多饮水，每天 6～8 杯，并可以多采用产气食物如蜂蜜、果酱、豆类等促进肠道蠕动。

考点：高膳食纤维膳食的特点

3）长期大量食用膳食纤维可能引起腹胀、腹泻，影响无机盐、维生素等营养素的吸收和利用，因此要注意维持营养平衡。

4）少用或不用辛辣食品以及加工过于精细的食品。

8. 低膳食纤维膳食（少渣膳食）

（1）特点：含极少量膳食纤维，易于消化的膳食。目的在于减少膳食纤维对消化道的刺激，减少排便的次数及粪便的数量。

（2）适用对象：急慢性肠炎、腹泻、伤寒、痢疾以及食管炎、食管静脉曲张、消化道出血、肠道肿瘤以及胃肠道手术后等患者。

（3）膳食原则和要求：

1）尽量减少含纤维多的食品，如粗粮、整豆、坚果、蔬菜水果等，以减少对病灶的刺激。

2）主食宜用白面、大米等细粮。

3）减少脂肪的摄入量，不用刺激性调味品。

4）注意烹调方法，所有食物皆需切小、捣碎、煮烂，使食物易于消化吸收。如蔬菜去粗纤维后制成泥状，水果做成水果泥或榨成果汁。不用油炸的烹调方法。

5）此类膳食不宜长期食用，如食用时间较长，要给予适量的鲜果汁、蔬菜汁以补充维生素和无机盐的不足。

9. 低盐膳食

（1）特点：低盐膳食是限制膳食中盐的摄入量，每日食盐用量不超过 4g。食盐是钠的主要来源，因此低盐膳食是纠正水、钠潴留以维持机体水、电解质平衡的一项重要的治疗措施。

（2）适用对象：高血压、心力衰竭、急性和慢性肾炎、肝硬化腹水、妊娠高血压综合征以及各种原因引起的水钠潴留的患者等。

（3）膳食原则和要求：禁用一切用盐腌制食品，如咸蛋、酱菜、香肠、腐乳等。为调剂口味，可用糖醋等方法烹调。也可视病情采用少量钾盐、酱油或低钠盐来改善食欲。

10. 无盐膳食

（1）特点：要求烹调时禁用食盐、酱油、味精以及一切含盐的食物。

（2）适用对象：适用于急、慢性肾衰竭，尿毒症，严重的心力衰竭，肝衰竭及不明原因的严重水肿的患者等。

（3）膳食原则和要求：无盐膳食只能短期使用，使用期间应观察患者的血钠情况，防止出现低钠血症。

考点： 一般治疗膳食的种类及适用对象

（二）特殊治疗膳食

特殊治疗膳食是在对某特定的疾病进行治疗时，根据病情的变化，需要对膳食中某种成分加以限制或是增加供给量的一类具有特殊治疗作用的膳食，主要有以下几种类型。

1. 低嘌呤膳食　限制膳食中嘌呤的摄入，控制在 150mg/d 以下，适用于急、慢性痛风症。选择食物时要注意禁止选用含嘌呤高的食物如动物内脏、肉汤、沙丁鱼等。

2. 麦淀粉膳食　麦淀粉是将小麦粉中的蛋白质抽提分离去掉，抽提后小麦粉中蛋白质含量降至 0.6% 以下。以麦淀粉为主食，部分或全部替代谷类食物，作为每日供给热量的主要来源，减少摄入植物蛋白质，即可以减少饮食中劣质蛋白质的摄入量，这样可以减轻肝肾负荷，主要适用于急、慢性肾衰竭及肝性脑病的患者。

链接

乳糖不耐症

乳糖不耐症是指由于肠道内先天缺乏乳糖酶，或者是由于乳糖酶的活性已减弱而使人体不能分解并代谢乳糖（一种糖类，常见于牛奶及其他奶制品中），所以一喝牛奶就会出现腹胀、腹痛、腹泻等症状称为乳糖不耐症。此类病症在亚洲及非洲很常见。

考点： 麦淀粉膳食适用对象

3. 免乳糖膳食　禁食含乳糖的食物，如鲜奶、奶粉及其他非发酵的奶制品等。主要适用于体内缺乏乳糖酶或乳糖酶活性不足的乳糖不耐受患者。

二、营 养 途 径

（一）肠内营养

1. 定义　肠内营养（enteral nutrition，EN）经口或喂养管提供维持人体正常代谢所需的营养物质，是预防和纠正患者营养不良的一种常用方法。

2. 肠内营养膳食要求　所含营养素齐全,易消化吸收或不需消化即能很好吸收,需在医疗监护下使用,最常用的是匀浆膳。

3. 种类　肠内营养的途径有口服和经导管输入两种,其中经导管输入包括鼻胃管,鼻十二指肠管,鼻空肠管和胃空肠造瘘管等途径。在临床实践中,应尽量选择口服的方法,当患者不能经口摄食时,可以使用导管输入(管饲)。

4. 优点　肠内营养时提供的营养素齐全,并且营养素直接经肠道吸收和利用,更符合人的生理特点。另外给药方便、费用低廉,还有助于维持肠黏膜结构和屏障功能的完整性等优点。故在提供营养治疗时,首选 EN 已成为众多临床医师的共识。

5. 适应证

(1)胃肠功能正常,但营养物摄入不足或不能摄入者(如神经精神疾病、烧伤、化疗和放疗的辅助治疗等)。

(2)胃肠道部分功能不良者(如消化道瘘、短肠综合征等)。

(3)胃肠功能基本正常但合并其他脏器功能不良者(如肝、肾衰竭者)。

6. 禁忌证　麻痹性和机械性肠梗阻、消化道活动性出血是 EN 的禁忌证,但在严重腹泻或顽固性呕吐时应当慎用。

7. 管饲常见的并发症及预防

(1)胃肠道并发症:腹泻最常见。①腹泻原因包括管饲速度过快;管饲的匀浆液被细菌污染或渗透压过高;乳糖不耐症等。②预防措施有降低灌注速度;管饲的各环节严格按饮食卫生要求操作、应从低浓度开始,逐渐增加浓度;对于乳糖不耐的患者,应给予无乳糖配方。

(2)机械并发症:吸入性肺炎。①原因为误吸引起的吸入性肺炎是一种潜在致命性的并发症,它可能是由于插管姿势不当使饲管损伤食管下括约肌或使其移位所致;②预防为仔细操作,严格插管的操作程序和原则,鼻饲时应将患者头部抬高 30 度,灌完后 1 小时,才可放平;鼻饲时回抽胃残留液,如大于 100ml,应暂停鼻饲或放慢鼻饲灌注的速度。

(3)饲管堵塞。①原因为管饲液浓度过高或匀浆没有完全打碎所致;②预防为管饲后,应以水清洗管子,确保管内无食物残留。

考点:肠内营养的定义、种类、适应证、并发症

(二)肠外营养

1. 定义　肠外营养(parenteral nutrition,PN)也称静脉营养,是指从静脉输注营养物质满足人体对各种营养素的需要。

2. 种类　肠外营养的途径有周围静脉营养和中心静脉营养。周围静脉营养是经外周静脉输入,这种肠外营养的输入使用时间一般不超过 15 天。而中心表脉营养是指经上下腔静脉输入。目前,医学界认为经锁骨下静脉穿刺输入营养液是进行长期肠外营养支持最为有效和适宜的途径之一。

3. 适应证

(1)胃肠道功能障碍或衰竭者。(如胃肠道梗阻、广泛小肠切除后的短肠综合征、肠瘘、剧烈呕吐等)

(2)大剂量放疗、化疗或接受骨髓移植后不能进食的患者。

(3)重症胰腺炎等。

4. 禁忌证

(1)胃肠功能正常、适应肠内营养或 5 天内可恢复胃肠功能患者。

(2)心血管功能紊乱或严重代谢紊乱需要控制的患者。

5. 常见的并发症

(1) 与导管有关的并发症：炎症、空气栓塞、败血症、气胸等。

(2) 与代谢有关的并发症：高糖血症、高钙血症等。

考点：肠外营养的定义、种类、适应证、并发症

第 3 节　诊断试验膳食

诊断试验膳食是在临床诊断的过程中，短时间内暂时调整患者的膳食内容，以协助临床诊断的膳食。

考点：诊断试验膳食的定义

一、潜血试验膳食

1. 特点　少量的消化道出血粪便中不易观察到，但通过粪潜血试验可早期发现。即通过给患者食用不含铁的膳食，连续三天，然后测定粪便中铁含量来辅助诊断消化道隐性出血。

2. 适用对象　各种原因引起的消化道出血的患者。

3. 试验方法　食用潜血试验膳食的第三天，留取粪便做潜血试验，如粪便带血，血中的血红蛋白可与联苯胺试剂反应生成蓝色化合物，根据蓝色深浅来判断出血量。

4. 膳食原则和要求

(1) 禁食各种动物血、肉类、蛋黄、绿叶蔬菜等含铁丰富的食物及药物。

(2) 可用食物有馒头、米饭等粮谷类制品，豆腐及豆制品，非绿色蔬菜如去皮土豆、白菜、茄子、西红柿、白萝卜、冬瓜、苹果、梨等。

考点：潜血试验膳食的膳食原则和要求

二、胆囊造影试验膳食

1. 特点　辅助诊断胆囊和胆道疾患，试验期 2 天。造影前一天午餐进食高脂肪餐，造影前一天晚餐进食纯糖类无渣清淡膳食，晚八点口服碘造影剂，服药后禁饮水、禁食。造影当日禁用早餐，拍片观察胆囊显影的情况，如果胆囊显影满意，即嘱患者进食高脂肪餐，于餐后15～30 分钟拍片观察胆管，过 1 小时后再拍片观察胆囊收缩情况。

2. 适用对象　胆囊炎、胆石症等胆囊及胆管疾病患者。

3. 膳食原则和要求

(1) 高脂肪饮食要求脂肪含量一般不少于 50g。适宜的食物是鸡蛋、肥肉、奶油巧克力糖等（目前临床上常用油煎鸡蛋两个）。

(2) 纯糖类膳食可选择大米、馒头、面包、果酱、红薯、藕粉等。忌用能引起胃肠胀气的食物以及粗纤维多的食物，以免影响试验效果。

考点：胆囊造影试验膳食的特点

三、内生肌酐清除率试验膳食

1. 特点　肌酐是体内蛋白质和含氮物质代谢的最终产物，它随尿液经肾脏排出体外。内生肌酐在体内有较恒定的内生量，由肾小球滤过后排出体外，肾小管不重吸收也不分泌。内生肌酐清除率试验膳食通过控制外源性肌酐的摄入，观察机体内内生肌酐的清除能力以测定肾小球的滤过功能，也是检测早期肾功能损害的简便有效方法。

2. 适用对象　肾小球肾炎、肾盂肾炎、尿毒症及其他各种疾病伴肾功能损害患者。

3. 膳食原则和要求

(1) 试验期为 3 天,试验期间均食低蛋白膳食,每日蛋白质供给总量少于 40g。

(2) 试验期间的主食量不宜超过 300g/d。

(3) 禁用食物:各种肉类、鱼类、豆类、咖啡、茶等。

(4) 可用食物:牛奶、谷类以及各种蔬菜、水果等。

(5) 如患者有饥饿感,可增加加糖藕粉、果汁及蔬菜、水果的用量。

小结

　　医院膳食分为基本膳食、治疗膳食和诊断试验膳食。基本膳食是住院患者常用的膳食,按质地及烹调方法分为普通膳食、软食、半流质膳食和流质膳食四类。这四类膳食均有各自的特点、适用对象及不同的膳食制作要求。治疗膳食根据其临床用途分为一般治疗膳食、特殊治疗膳食。一般治疗膳食种类很多,特殊治疗膳食只适用于某种特定的疾病并且是一种重要的疾病治疗和辅助治疗的手段。进行营养支持治疗的营养途径分为肠内营养和肠外营养两种,其适用于不同情况的患者。诊断试验膳食是通过短时间内暂时调整患者的膳食内容来辅助临床诊断的一种膳食。

自测题

一、填空题

1. 医院膳食可以分为 _____、_____ 和 _____ 三大类。

2. 基本膳食按质地及烹调方法分为普通膳食、_____、_____ 和 _____ 四种。

3. 胆囊造影前 1 日午餐进食 _____ 膳食,造影前 1 日晚餐进食 _____ 膳食,口服碘造影剂后禁止 _____、_____。

4. 流质膳食可分为普通流质 _____、_____、_____、_____。

5. 肠内营养的途径有 _____ 和 _____ 两种;肠外营养的途径有 _____ 和 _____ 两种。

二、名词解释

1. 治疗膳食　2. 诊断试验膳食　3. 肠内营养　4. 肠外营养

三、单项选择题

1. 体温正常的恢复期患者应选择的膳食是(　　)
   A. 普通膳食　B. 软食　C. 半流质膳食
   D. 流质膳食　E. 一般治疗膳食

2. 腹部手术后的患者下列哪种食物不宜选用(　　)
   A. 鸡蛋汤　B. 咸米汤　C. 菜汁
   D. 肉汤　E. 牛奶

3. 扁桃体摘除术后患者应该首先供应的膳食为(　　)
   A. 普通膳食　B. 清流质膳食
   C. 冷流质膳食　D. 浓流质膳食
   E. 软食

4. 下列哪一种疾病患者可以采用高蛋白膳食(　　)
   A. 严重烧伤　B. 肾炎　C. 肝性脑病
   D. 尿毒症　E. 以上都不是

5. 麦淀粉膳食适用于下列哪一种疾病患者(　　)
   A. 高血压　B. 冠心病　C. 胃溃疡
   D. 尿毒症　E. 胆囊炎

6. 潜血试验膳食中要求不含(　　)
   A. 蛋白质　B. 钠盐　C. 铁
   D. 粗纤维　E. 胆固醇

7. 胃肠手术后患者应当食用哪种膳食(　　)
   A. 少渣食物　B. 低胆固醇膳食
   C. 高膳食纤维膳食　D. 低脂肪膳食
   E. 以上都不是

8. 以下关于流食不正确的是(　　)
   A. 食物呈液体或在口中易于溶化为液体
   B. 是一种疾病饮食
   C. 因其提供的能量和营养素充足,可以长期食用
   D. 少量多餐
   E. 以上都不正确

9. 潜血试验膳食可以不禁食(　　)

    A. 肉类　B. 动物血　C. 蛋黄

    D. 面条　E. 绿叶蔬菜

四、多项选择题

1. 以下选项为软食的配膳原则的是

    A. 食物要易于消化

    B. 不用油炸及粗纤维多的食物

    C. 营养素含量低于普食

    D. 长期采用软饭会引起水溶性维生素的缺乏

2. 低盐膳食适用于

    A. 高血压　B. 心力衰竭　C. 急性肾炎

    D. 肝硬化腹水

五、简答题

1. 简述医院四种基本膳食的特点和适用对象。

2. 列出医院一般治疗膳食的种类名称及适用对象。

3. 简述低胆固醇膳食和高膳食纤维膳食的特点。

4. 简述胆囊造影试验膳食的特点。

5. 简述肠内营养和肠外营养的适应证和常见并发症有何不同。

第8章

常见疾病患者的营养与膳食

在我国传统中医里对疾病的治疗反复强调"三分治七分养",单纯依靠药物强行治疗很难达到预期的效果,只有结合日常的生活调理,特别是合理的营养饮食调理才能够到达更好的治疗效果。现代医学研究也证实疾病的发生、发展与我们日常的营养饮食有着密切的关系。

第1节 缺铁性贫血

案例8-1

患者,女性,27岁。面色苍白、头晕、乏力1年余,两天前因病情加重前来就诊。询问病史,一日三餐只吃素食,不爱吃肉类。化验检查:血红蛋白58g/L,白细胞、血小板计数正常,血清铁8μmol/L,骨髓中铁幼粒细胞0.12,骨髓小粒可染铁消失。诊断为缺铁性贫血。针对其病情,你能对她进行一次营养与膳食指导吗?

缺铁性贫血是由于体内缺少铁质而影响血红蛋白合成所引起的一种常见贫血。

一、病　因

(一)铁的需要量增加而摄入不足

缺铁性贫血患者多出现在生长快速的婴幼儿、儿童、青春期少女、孕妇、乳母,这些人群对铁的需要量较一般人群要增多,如果饮食中缺少则易致缺铁性贫血。因此,这些人群需要改变膳食结构不合理、偏食、挑食、盲目节食等饮食习惯,增加食物铁的吸收。

(二)某些膳食因素影响铁的吸收

食物中的铁可分为血红素铁和非血红素铁。血红素铁的吸收率较高,通常可达到25%左右的吸收率,而且吸收时不容易受到一些干扰因素的干扰,血红素铁主要来自于动物肝脏、动物血、动物肌肉;而非血红素铁的吸收率普遍较低,一般不超过10%的吸收率,而且吸收时容易受到各种干扰因素的影响而降低吸收率(谷类、蔬菜、水果中的植酸盐、草酸盐、膳食纤维以及茶叶、咖啡中的多酚类物质会降低食物中铁的吸收率),非血红素铁主要来自于植物性食物,如谷类、蔬菜、水果。

(三)各种原因造成的失血

失血是缺铁性贫血又一常见的原因。因溃疡病、癌、钩虫病引起的消化道出血、食道静脉曲张出血、痔出血、儿童反复鼻出血,妇女月经过多和溶血性贫血伴含铁血黄素尿或血红蛋白尿等均可引起缺铁性贫血。

二、临床表现

（一）皮肤黏膜苍白

皮肤黏膜苍白，其部位以面部、眼睑结膜、口唇、手掌及甲床等部位较为突出。

（二）组织脏器缺氧的症状

1. 神经系统方面的表现　头晕、眼花、头痛、耳鸣、失眠、多梦，严重者甚至晕厥、昏迷等。

2. 运动系统方面的表现　全身乏力、肌肉酸痛等。

3. 消化系统方面的表现　食欲缺乏、腹胀、腹痛、腹泻、便秘、恶心、呕吐等。

4. 泌尿生殖系统方面的表现　夜尿增多、低比重尿、微量蛋白尿、月经紊乱、性欲减退、不育症等。

（三）其他表现

毛发出现干枯脱落，指甲（趾甲）缺乏光泽、变薄、变脆而容易折断，严重者可出现反甲等。

三、营养措施

（一）营养原则

1. 加强人群营养教育，引导合理膳食　针对缺铁性贫血患者大多出现在婴幼儿、儿童、青春期少女、孕妇、乳母人群的现象，通过加强对这些人群的营养教育，指导人们科学合理膳食，改变膳食结构不合理、偏食、挑食、盲目节食等饮食习惯，以达到预防和治疗缺铁性贫血的目的。

2. 改变膳食结构，增加日常食物中铁的摄入量　在日常饮食中多选择含铁丰富的食物如肉类、枣、黑木耳、黑米、黑芝麻、黑豆、菠菜、海带、紫菜等，特别是多选择含铁丰富而且吸收率高的食物如动物肝脏、动物血、禽畜肉、鱼肉，以保证和提高铁的摄入量和吸收率。此外，有条件的地区还可选择铁强化食品如铁强化酱油。

3. 科学搭配，促进日常食物中铁的吸收，尽量避免影响铁吸收的因素　维生素 C 可使食物中难被吸收的三价铁还原为容易被吸收的二价铁，故在日常饮食中可适当增加维生素 C 含量较高的蔬菜水果如柿子椒、苦瓜、油菜、小白菜、西红柿、鲜枣、猕猴桃、橙子等。另外，维生素 B_2 可促进铁吸收，当膳食中维生素 B_2 缺乏时，体内铁的吸收、转运以及肝、脾储铁功能将受阻。维生素 A 及 β-胡萝卜素在肠道可能与铁络合，防止影响铁吸收的不利因素对铁的作用。因而，适当增加膳食中维生素 B_2、维生素 A 及 β-胡萝卜素的摄取将有利于膳食中铁的吸收。维生素 B_2 含量较高的食物有动物内脏、粗杂粮、坚果等，维生素 A、β-胡萝卜素含量较高的食物有动物肝脏、胡萝卜、菠菜、芒果、枸杞子等。另外，对于影响到铁吸收的食物或药物如浓茶、浓咖啡、二巯丙醇、抗酸药等要予以限制。

（二）适宜多选择的食物

猪肝、猪血、牛肉、瘦肉、鸡肉、鱼肉、黑木耳、黑米、黑芝麻、黑豆、红枣、海带、紫菜、菠菜、核桃仁、龙眼肉、枸杞子等（图 8-1）。

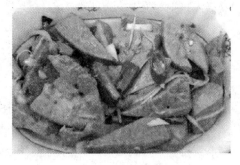

图 8-1　猪肝

第2节　心血管疾病

心血管疾病，又称为循环系统疾病，是心脏和血管疾病的合称，常见有高血压、冠心病、高脂血症等。随着我国经济的发展，人们的饮食习惯发生了很大改变，动物性食物的摄入越来越多，而传统的植物性食物的摄入越来越少，高蛋白、高脂肪、高能量、低纤维素"三高一低"的饮食随处可见，人群中心血管疾病的发病率和死亡率也越来越高。

一、高血压的营养

案例8-2

　　患者，女性，51岁。发作性头痛伴心悸、手抖22天。发作时伴有面部发红、气短、胸闷，无大汗，无发热，血压最高达185/140mmHg，诊断为原发性高血压。该患者体重超重，平时口味较重，喜食咸鱼、咸菜等盐腌食品及红烧肉、动物内脏等食品。请说说该患者日常该如何饮食更为合理。

高血压是指体循环血压水平超过正常范围（收缩压≥140mmHg，舒张压≥90mmHg）的疾病状态。临床上高血压可分为原发性高血压和继发性高血压两大类。病因不明，以血压升高为其主要临床表现的高血压称为原发性高血压；而病因比较明确，血压升高只是其中一种症状表现的高血压称为继发性高血压。原发性高血压是中老年人中很常见的一

链接

容易患高血压的九种人

　　体重超重和肥胖的人；常食肥腻食物的人；嗜食过咸食物的人；血糖、血脂较高的人；长期吸烟的人；长期过量饮酒的人；缺乏体育运动的人；情绪容易激动、精神紧张的人，脾气暴躁的人；中、老年人。

种慢性非传染性疾病，在我国其发病率呈持续上升趋势，而原发性高血压的发病与营养饮食方面有着非常密切的关系，控制好日常饮食是预防和控制原发性高血压的有效手段。

（一）与营养饮食有关的因素

1. 无机盐

（1）钠盐：大量资料研究表明，食盐摄入量与高血压的发生关系密切，高钠盐的摄入可以升高血压而低钠盐的摄入可以降低血压。日本人是食盐摄入量较高的人群，其北部居民每日食盐摄入量平均为26g，其人群高血压发病率高达38%；而居住在北极圈里的爱斯基摩人每日食盐摄入量人均不足4g，其人群高血压发病率几乎为零。

（2）钾盐：大量研究发现，钾盐的作用与钠盐恰好相反，钾盐的摄入量与高血压的发病呈现负相关关系，当膳食中钾盐的摄入量较高时高血压发病率较低，而且同时高钾盐低钠盐膳食降低血压的作用尤其明显。

（3）钙镁盐：通常饮用水硬度较高的山区人群高血压发病率明显要低于饮用水硬度较低的地区的人群。饮用水的硬度指的是饮用水中钙镁盐的含量，水中钙镁盐含量越高，饮用水的硬度就越高。也就是说，饮用水中钙镁盐含量越高，高血压发病率越低。

---

①　1mmHg＝0.133kPa

2. 能量 肥胖是高血压的重要危险因素,肥胖者患高血压的风险明显比正常体重者高,临床上大多数高血压患者同时合并有肥胖症。

3. 脂肪和胆固醇

(1)脂肪:膳食脂肪进入体内代谢后产生的能量高,高脂肪膳食容易引起肥胖和高血压。膳食中的饱和脂肪酸易诱发动脉粥样硬化,而不饱和脂肪酸有降低动脉粥样硬化的作用。故经常摄入含饱和脂肪酸丰富的食物如动物油脂、动物内脏者容易引起高血压的发病,而经常摄入含多不饱和脂肪酸丰富的食物如鱼类者高血压的发病率较低。另外,膳食中经常摄入含单不饱和脂肪酸的丰富的食物如橄榄油高血压的发病率也较低。在地中海沿岸的一些国家如希腊、意大利等有经常食用橄榄油习惯,这些国家人群高血压的发病率明显比欧洲其他国家较低。

(2)胆固醇:机体中摄入过量的胆固醇容易沉积在血管壁,诱发动脉粥样硬化,引起高血压。因此膳食过程中长期摄入胆固醇含量丰富的食物如猪脑、蛋黄、动物内脏等,易引起高血压。

4. 维生素

(1)维生素C:维生素C可以促进胆固醇代谢,预防动脉粥样硬化、降低高血压发病;另外,维生素C还有增强血管弹性,预防高血压的作用。

(2)维生素E:维生素E是一种抗氧化作用很强的物质,它可清除血管中的氧化性物质,减少血管内壁受氧化性物质的作用,减少动脉粥样硬化的发生,对预防高血压有明显的效果。

5. 某些蛋白质与氨基酸 某些蛋白质中如含蛋氨酸、半胱氨酸的蛋白质有降低高血压发病率的作用。牛磺酸在动物实验中发现有降压作用。

6. 酒精 酒精的过量摄入与高血压的发病密切相关,长期大量饮酒者容易引起高血压,美国中年男子中约有10%的高血压是由于过量摄入酒精造成。

7. 其他 茶叶特别是绿茶含有丰富的茶多酚,茶多酚具有很强的抗氧化作用,可有效预防高血压的发生。膳食纤维可减少肠道对脂肪、胆固醇的吸收,降低高血压发病的危险性。

（二）临床表现

早期患者常有头晕、头痛、眼花、耳鸣、惊悸、疲劳等表现。后期患者常有心、脑、肾、视网膜等靶器官受损的并发症出现。

（三）营养治疗原则

1. 控制膳食中钠盐的摄入量,适当增加钾盐、镁盐、钙盐的摄入量 由于高钠盐的摄入可以升高血压而低钠盐的摄入可以降低血压,因而在患者日常膳食中要限制食盐和含钠盐较高的食物如咸菜、咸鱼、咸肉、榨菜以及加碱或发酵粉制备的糕点和面食;钾盐、镁盐、钙盐均有一定的降血压作用,适当摄入含钾盐、镁盐、钙盐丰富的食物如香蕉、香菇、豆类、马铃薯、菠菜、桂圆、奶类等。

2. 控制能量的摄入量 控制能量摄入是控制体重,预防和治疗肥胖的根本措施。而肥胖是高血压的重要危险因素,肥胖者患高血压的风险明显比正常体重者高。肥胖患者控制能量的摄入,将有助于体重降低,也将有助于血压降低。为了控制能量的摄入,日常膳食中应尽量避免脂肪和糖类摄入过量。

3. 严格控制脂肪、胆固醇的摄入 膳食脂肪中的饱和脂肪酸和胆固醇是诱发动脉粥样硬化的主要因素,也是高血压发病的重要危险因素,控制膳食中的饱和脂肪酸和胆固醇含量丰富的食物如肥肉、猪脑、动物内脏、蛋黄、鱿鱼、蟹黄等摄入有助于控制高血压。

4. 增加维生素、膳食纤维摄入 维生素C可促进胆固醇代谢,预防动脉粥样硬化、降低高血压发病,膳食纤维可减少肠道对脂肪、胆固醇的吸收,降低高血压发病的危险性。经常摄入含维生素 C 和膳食纤维含量丰富的食物如新鲜蔬菜、水果等食物将有利于控制高血压。维生素 E 和其他抗氧化物质如茶多酚、大豆异黄酮等也都有减少动脉粥样硬化的发生,降低高血压发病的作用,适当摄入含维生素 E 和其他抗氧化物质丰富的食物如植物油、坚果类、绿茶等,有控制高血压的作用。

5. 严格控制酒精摄入　限制饮酒,甚至是戒酒,以控制血压。

(四) 食物选择

1. 适宜选择食物　芹菜、番茄、胡萝卜、香蕉、木耳、山楂、黄瓜、苦瓜、香菇、大蒜、洋葱、豆类、玉米、马铃薯、芋头、竹笋、花生、核桃、杏仁、苋菜、菠菜、脱脂奶粉、海鱼等(图 8-2)。

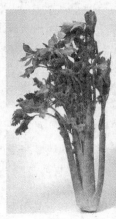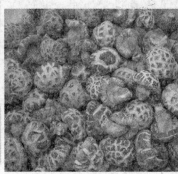

图 8-2　常见降压食物

2. 少食或忌食的食物　咸菜、榨菜、咸鱼、咸肉、加碱或发酵粉制备的糕点和面食、动物内脏、肥肉、蛋黄、蟹黄、辣椒、芥辣、酒、浓咖啡等。

二、冠心病的营养

案例8-3

患者,男性,60 岁。有反复发作劳力性胸骨后压榨性疼痛史 2 年,每 2 个月发作 1 次,每次发作时间 3～5 分钟,休息或舌下含服硝酸甘油后立即缓解。患者一向脾气急躁、易怒,每日饮白酒约 200ml,吸烟 20 支,喜食荤食,尤其爱吃猪肝、大肠等内脏。医生结合其体格检查情况,诊断为冠心病。请对他的日常膳食进行一次指导。

冠心病即冠状动脉粥样硬化性心脏病,是由于为心脏供血的冠状动脉发生粥样硬化,使心肌缺血缺氧,而引起的心脏病。饮食不合理、肥胖、高血压、糖尿病、缺乏运动、吸烟等是导致冠心病发病的主要因素。因而,改变不良的日常行为习惯,特别是不良的饮食习惯是预防控制和治疗冠心病的重要措施。

(一) 与营养饮食有关的因素

1. 无机盐　钠盐有升高血压作用,钾盐、钙盐、镁盐有降低血压作用,高血压是发生冠心病的主要危险因素,因此钠、钾、钙、镁等无机盐的合理摄入与预防控制冠心病的发病关系密切。

2. 能量　能量摄入过量导致的肥胖或超重,既是高血压发病的重要危险因素,也是冠心病发病的重要危险因素,肥胖者或超重者患冠心病的概率往往比一般人群高。

3. 脂肪和胆固醇　高饱和脂肪酸、高胆固醇膳食容易导致高血清胆固醇血症,从而引起动脉粥样硬化,引发冠心病。

4. 维生素　维生素 E 是一种抗氧化作用很强的物质,它可清除血管中的氧化性物质,减少血管内壁受氧化性物质的作用,减少动脉粥样硬化的发生;B 族维生素如维生素 B₆能降低血脂水平,改善心肌功能和心肌代谢;维生素 C 除了可以促进胆固醇代谢,减少动脉粥样硬化的发生,还有增强血管弹性,维护血管壁的完整性,减少脆性,防止出血的作用。

5. 糖类　糖类摄入过量,进入体内的糖类将大量转化成脂肪储存,从而容易导致肥胖,引起冠心病的发病。

6. 蛋白质　动物蛋白的摄入往往伴随大量的饱和脂肪酸及胆固醇的摄入,更易引起动脉粥样硬化。含豆类蛋白丰富的豆类制品同时还含有促进胆固醇代谢的物质,有利于防治冠心病。

7. 其他　香烟烟雾中的一氧化碳有阻碍氧气的运输和利用,香烟烟雾中的其他有害物质还有增加血小板黏滞度,损伤血管内皮,促使动脉粥样硬化发生的作用;长期大量饮酒者容易引起高血压,增加冠心病的发病。而茶叶中的茶多酚有降低血脂的作用;膳食纤维可减少肠道对脂肪、胆固醇的吸收,减少动脉粥样硬化发生。

(二)临床表现

1. 心绞痛型　主要表现为胸骨后的压榨感,闷胀感,伴随明显的焦虑,持续 3~5 分钟,可发散到左侧臂部、肩部、下颌、咽喉部、背部。

2. 心肌梗死型　主要表现为持续性胸骨后剧烈疼痛,常波及整个前胸,以左侧为主。伴有低热,烦躁不安,多汗和冷汗,恶心,呕吐,心悸,头晕,极度乏力,呼吸困难,濒死感,心电图进行性改变、血清心肌酶和白细胞计数增高等。

(三)营养措施

1. 营养原则

(1)控制能量的摄入量:控制能量摄入,预防肥胖和超重,是控制冠心病的有效措施之一。对于冠心患者能量的摄入量要依据患者的病情、工作性质或劳动强度以及患者的标准体重,适当摄入,不能过量,以保持适当体重为宜。

(2)严格限制脂肪和胆固醇的摄入:动物脂肪、动物内脏、蛋黄等动物性食物中含饱和脂肪酸、胆固醇丰富的膳食容易导致高血清胆固醇血症,引起动脉粥样硬化,引发冠心病。在患者日常饮食中要限制脂肪的摄入,特别是要严格限制饱和脂肪酸、胆固醇含量丰富的食物的摄入,患者每天脂肪的摄入量应控制在总能量的 30% 以下,其中动物脂肪的摄入量应控制在总能量的 10% 以下,每天胆固醇的摄入量应控制在 300mg 以下。

(3)供给适量的蛋白质、糖类:患者每天蛋白质的摄入量应控制在总能量的 10%~15%,其中动物蛋白应占总蛋白摄入的一半,可适当增加含大豆蛋白丰富的豆制品如豆腐、豆浆、腐竹的摄入。适量供给糖类丰富的食物如土豆、红薯、燕麦,患者每天糖类的摄入量应控制在总能量的 60%~70%。

(4)增加维生素、膳食纤维摄入:增加富含维生素 E、维生素 C、B 族维生素、膳食纤维的食物如植物油、坚果、冬瓜、萝卜、芹菜、橙子、山楂等有利于预防和控制冠心病的发病。

(5)控制膳食中钠盐的摄入量:限制食盐的摄入量,患者每天食盐的摄入量一般控制在 5g 以下,同时控制含钠盐较高的食物如咸菜、咸鱼、咸肉、榨菜等摄入。

(6)其他:戒烟限酒,适当运动,保持心理平衡。

2.食物选择

(1) 适宜选择食物

1) 含植物蛋白丰富的食物：豆腐、腐竹、豆浆等豆制品(图8-3)。

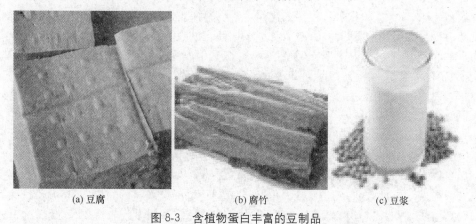

(a) 豆腐　　　　　　　(b) 腐竹　　　　　　　(c) 豆浆

图8-3　含植物蛋白丰富的豆制品

2) 含蛋白质丰富而含脂肪较少的食物：海带、紫菜、海藻、海蜇等(图8-4)。

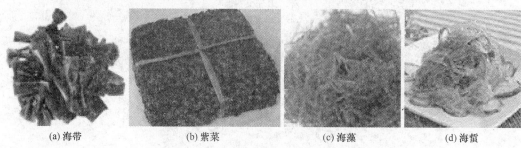

(a) 海带　　　　　(b) 紫菜　　　　　(c) 海藻　　　　　(d) 海蜇

图8-4　含蛋白质丰富而含脂肪较少的食物

3) 含糖类、膳食纤维丰富的食物：土豆、红薯、燕麦、荞麦等(图8-5)。

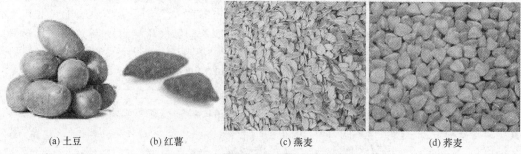

(a) 土豆　　　　　(b) 红薯　　　　　(c) 燕麦　　　　　(d) 荞麦

图8-5　含糖类、膳食纤维丰富的食物

4) 含维生素E丰富的食物：豆油、菜子油、花生油、香油等(图8-6)。

5) 富含维生素C、膳食纤维丰富的食物：芹菜、橙子、山楂等(图8-7)。

(2) 少食或忌食的食物

1) 含脂肪、胆固醇丰富的食物：猪脑、猪肝、蛋黄、蟹黄、虾皮、虾米、鱼子、鱿鱼、墨鱼等。

2) 含单糖双糖丰富的食物：果糖、乳糖、蔗糖、蜜糖等。

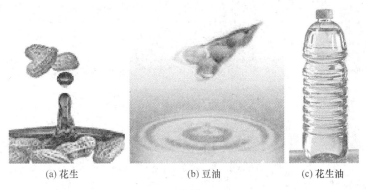

(a) 花生　　　　　　(b) 豆油　　　　　　(c) 花生油

图 8-6　含维生素 E 丰富的食物

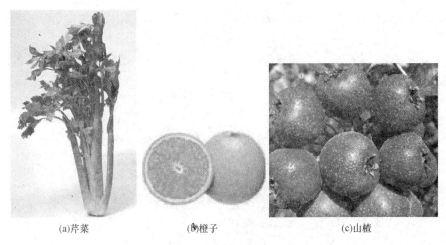

(a)芹菜　　　　　　(b)橙子　　　　　　(c)山楂

图 8-7　富含维生素 C、膳食纤维丰富的食物

第 3 节　胃肠道疾病

胃肠道是机体消化食物、吸收营养的重要器官。不良的饮食习惯是导致胃肠道损伤的主要原因,合理的饮食营养是预防和治疗胃肠道疾病的有效手段。

一、胃炎的营养

胃炎是由于各种原因如过量饮酒、食物过冷过热、饮食不规律等引起的以胃黏膜炎症为主要病理改变的疾病。临床上通常分为急性胃炎和慢性胃炎两种。

(一)急性胃炎

1. 致病因素

(1) 食物粗糙、过烫、过冷、食物过敏。

(2) 大量饮用烈性酒、浓茶、浓咖啡。

(3) 细菌或病毒感染及其毒素作用。

(4) 过量服用化学药品(碘剂、氯化铵、水杨酸等)。

案例8-4

患者,男性,27 岁,因进食不洁食物 1 小时后出现腹痛、呕吐和腹泻到医院就诊。诊断为急性胃肠炎。请就张某这段时间的饮食提出一些建议。

2. 临床表现　起病急,症状较重;常有腹上区不适或疼痛、恶心、呕吐、食欲减退等;严重者可有发热、脱水、酸中毒、肌肉痉挛甚至休克等。

3. 营养原则

(1)消除病因:在患者急性发作期应首先解除各类致病因素对患者胃黏膜的刺激作用,同时可对患者实施暂时禁食。

(2)补水:因患者呕吐、腹泻失水较多,故患者需大量饮水以补充水和电解质,同时大量饮水还可以加速毒素的排泄。对于脱水严重者应静脉补液,以补充水和电解质。

(3)流质膳食:经暂时禁食,当患者急性炎症病情缓解后可给予容易消化吸收且刺激性小的流质饮食:先给予患者清流质膳食,如米汤、藕粉等,逐步增加菜汤、新鲜果汁、蛋汤或糖盐水,以补充盐分,促进病情好转。

(4)逐步恢复正常饮食:当患者的病情进一步好转后可进食少渣半流质膳食如米粥、蛋羹等,继而用少渣软食,同时减少膳食中脂肪摄入量,避免食用胀气食品如牛奶、豆浆、豆奶、萝卜等。

(5)少食多餐,减轻胃肠的负担:每天大约进食5～7次,每次适量。

4. 食物选择

(1)宜选用的食物:米汤、藕粉、菜汤、新鲜果汁、米粥、蛋羹等。

(2)少食或忌食的食物:牛奶、豆浆、豆奶、萝卜、汽水、蔗糖、甜食、酒、辣椒、胡椒粉、芥末、韭菜、芹菜、洋葱等。

案例8-5

患者,女性,43岁。长期食欲缺乏,时常出现腹上区饱胀憋闷感及恶心、嗳气、腹泻等表现。诊断为慢性胃炎。请对其日常膳食做一次指导。

(二)慢性胃炎

1. 病因

(1)急性胃炎后遗症:急性胃炎长期反复发作后易转为慢性胃炎。

(2)幽门螺杆菌感染。

(3)饮食习惯不合理:长期饮食不规律如不吃早餐、进食过饱,长期进食过冷过热的食物或食物过于粗糙、进食过快、喜欢进食刺激性食物如辣椒、芥末等。

(4)慢性酒精中毒:长期过量饮酒或饮用度数过高的白酒。

(5)药物:长期服用对胃有较强刺激作用的药物如吲哚美辛、阿司匹林等。

(6)胃酸缺乏。

(7)营养不良。

2. 临床表现　腹上区隐痛、食欲缺乏、餐后饱胀、嗳气、反酸等。

3. 营养原则

(1)日常膳食应清淡少油、细软、易消化、且应富含蛋白质和维生素 A、维生素 B_1、维生素 B_2、维生素 C 等营养,能量亦要充足。

(2)禁烟禁酒,不吃过热、过冷食物,避免吃粗纤维丰富食物及刺激性食物。

(3)少食牛奶、豆浆、红薯、蔗糖、甜食等易产气的食品。

(4)忌食油煎、油炸食品和烟熏、腌制、腊制的肉类食品。

(5)萎缩性胃炎(胃酸分泌减少)者宜多食肉汤、肉汁,而肥厚性胃炎(胃酸分泌增多)者忌食甜食。

(6)少量多餐,一日进食4～5次。

4. 食物选择

（1）适宜多选择的食物：冬瓜、黄瓜、番茄、土豆、菠菜叶、小白菜、苹果、梨、香蕉、橘子、鱼、香菇等（图8-8）。

（2）少食或忌食的食物：酒、香烟、浓茶、咖啡、辣椒、芥末、汽水、牛奶、豆浆、红薯、蔗糖、韭菜、芹菜、洋葱等。

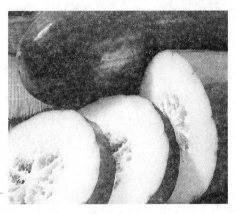

图8-8　冬瓜

二、消化性溃疡的营养

消化性溃疡是指由于各种病因导致胃肠道局部黏膜损害因素（如胃酸、胃蛋白酶的消化作用）与保护因素（胃肠道黏液的保护作用）的平衡受到破坏，引起胃肠道黏膜出现局部损伤而致的疾病。常见胃溃疡和十二指肠溃疡两种。

案例8-6

　　患者，男，38岁。患有十二指肠溃疡多年，因饮食不当而发生上消化道出血入院。其职业为长途汽车司机，平时不嗜酒，每天抽烟约1包。出院前他很担心再次发病，尤其是开车至外地发病怎么办，也不知道平时怎样安排饮食。请为该患者安排饮食。

（一）病因

（1）幽门螺杆菌感染。

（2）胃酸过多。

（3）过量饮酒。

（4）长期饮食不合理（暴饮暴食、不规律进食等）。

（5）吸烟。

（6）精神紧张。

（7）遗传。

（二）临床表现

常有腹上区周期性、节律性疼痛表现，同时伴有腹上区饱胀、反酸、嗳气、恶心、呕吐、食欲缺乏等症状。

（三）营养原则

（1）日常膳食应多选择营养全面且易消化的食物，如软米饭、面条、馒头、鸡蛋、瘦肉、鱼、新鲜蔬菜等。

（2）禁食粗糙、易产酸产气、刺激性强的食物，以免加重胃肠黏膜损伤。

（3）日常饮食须少食多餐、定时定量。少食多餐可减轻胃肠负担，减少对胃黏膜的损伤，定时饮食可经常保持胃中有适量的食物以中和胃酸，有利于溃疡面的愈合。

（4）饮食过程应做到细嚼慢咽。细嚼慢咽可增加唾液分泌，而唾液呈碱性可中和胃酸，减轻胃酸对胃黏膜损伤。

（四）食物选择

1. **宜选用食物**　鱼、鸡蛋、瘦肉、稀饭、软米饭、面条、馒头、包子、黄瓜、南瓜、冬瓜、嫩叶蔬菜等（图8-9）。

2. **忌食食物**　糙米、高粱米、玉米、杂豆类、芹菜、韭菜、生萝卜、芥蓝、竹笋、菠萝、草莓、山楂、洋葱、生葱、蒜苗、大蒜、辣

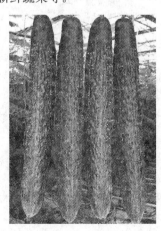

图8-9　黄瓜

椒、芥末、花椒、咖啡粉、汽水、酒以及各类油炸食品等。

第4节 肝胆疾病

肝脏是机体重要的物质代谢器官之一。吸收进入机体的营养物质首先进入到肝脏,在肝脏中这些营养物质进行了合成、分解、转化等过程。同时肝脏分泌的胆汁进入胆囊,进而帮助消化脂类物质。故肝脏对营养物质的消化、吸收、利用有着非常重要的意义。

一、病毒性肝炎

案例8-7

患者,男性,33 岁。1年前检查有乙型肝炎(简称乙肝)。近期由于工作应酬多,时有肝区不适、乏力、失眠多梦、食欲缺乏等症状。针对其病情,请说说日常饮食应注意哪些方面?

病毒性肝炎是指由各种肝炎病毒(主要包括甲型肝炎病毒、乙型肝炎病毒、丙型肝炎病毒、丁型肝炎病毒、戊型肝炎病毒等)引起的以肝细胞损害为主的传染病。

(一)临床表现

食欲缺乏、恶心、呕吐、厌油腻、胃肠胀气、便秘或腹泻、失眠、全身乏力、易疲劳、盗汗、低热、黄疸、腹水、水肿、肝大,肝区不适、隐痛、刺痛或胀痛等。

(二)营养原则

1. 供给营养丰富的膳食,促进肝细胞的再生和功能恢复

(1)供给充足的优质蛋白质:充足的优质蛋白,对肝细胞起到保护的作用,它可促使肝脏组织修复和再生,还能有效维持血浆蛋白水平,预防腹水、水肿及贫血的症状的出现。蛋白质每天供应约为 1.5～2.0g/kg(体重)。

(2)供给适量的糖类:摄入充足的糖类,可减少体内蛋白质的消耗和脂肪的分解,而且充足的糖类可转化成肝糖原,有利于肝脏的解毒功能;当然糖类摄入过量也会导致脂肪分解减少,加速脂肪在体内的堆积,加重病情。糖类每天供应约为 300～500 克。

(3)补充充足的维生素:维生素对保护肝细胞以及肝细胞的修复、再生和解毒都有一定作用,而且肝脏功能低下将会影响维生素的吸收,故患者在日常膳食中应补充含维生素 A、维生素 B_1、维生素 B_2、维生素 C、维生素 K 丰富的食物。

2. 合理营养,避免加重肝脏的负担、造成肝脏的损伤

(1)减少脂肪的摄入:脂肪的消化需要在肝脏分泌的胆汁帮助下进行,当膳食中脂肪摄入过多,将会加重肝脏的负担,影响肝脏功能恢复,甚至容易发生脂肪肝。每日膳食脂肪摄入量应控制在 50 克以下。

(2)养成良好的饮食习惯:少量多餐,定时定量,不暴饮暴食;禁止饮酒;不宜多食刺激性强、易产气的食物等。

(3)多饮水:饮水有利于降低胆红素和促进毒素的排出。每天饮水约达 1500 毫升左右。

(三)食物选择

1. 宜多选择的食物　蛋类、鱼、虾、去皮鸡肉、瘦肉、脱脂牛奶、豆腐、香菇、木耳、西红柿、鲜枣、橙子、苹果、黄瓜、南瓜、马铃薯、山药、藕等(图 8-10)。

2. 忌食或少食的食物　肥肉、酒、辣椒、芥末、姜、葱、蒜、洋葱及油煎油炸食品等。

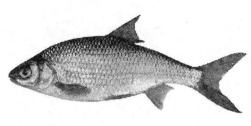
(a) 鱼类

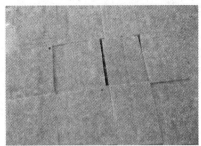
(b) 豆制品

图 8-10　高蛋白低脂食物

二、脂 肪 肝

案例8-8

　　患者,男性,40 岁,办公室工作。今年单位体检发现有脂肪肝,经过系统地询问及分析殷某的日常生活起居饮食情况发现,殷某日常饮食过于精细,肉类摄入量多,蔬菜、水果摄入量少,且品种单一;经常食用油炸类食品、辛辣、刺激性食品;嗜好坚果类零食或甜点,且摄入量大;工作以静坐为主,运动时间较少。这些习惯对其病情有影响吗? 请提出建议。

　　脂肪肝是指肝内脂肪分解与合成失去平衡或储存发生障碍,导致脂肪在肝细胞内过量积聚,当脂肪在肝脏中过量堆积超过肝脏重量的 5%,或在组织学上肝实质脂肪浸润超过 30%～50% 时,即称为脂肪肝。

(一)临床表现

　　脂肪肝的患者多无自觉症状。轻度脂肪肝患者仅有一定疲乏感,而中重度脂肪肝患者有类似慢性肝炎的表现,如食欲缺乏、疲倦乏力、体重减轻、餐后腹上区饱胀、肝区或右腹上区隐痛等。

(二)营养原则

　　1. 增加蛋白质的摄入量　高蛋白饮食有利于促进肝细胞的修复、再生和肝脏功能的恢复。蛋白质中蛋氨酸、胱氨酸、色氨酸、苏氨酸、赖氨酸等均有抗脂肪肝的作用。故脂肪肝患者日常膳食应增加高蛋白的食物如鸡蛋清、鸡肉、鱼肉、瘦肉、脱脂牛奶等的摄入。

　　2. 减少能量和糖类摄入　能量或糖类摄入过量,容易转化成脂肪堆积在体内,加重病情。故患者应减少能量和糖类的摄入量,其中从事轻度活动的脂肪肝患者每日能量供给约控制在 126～147kJ/kg(30～35kcal/kg)。糖类供应应以粮谷类为主,少食精制糖类、果汁、果酱、蜂蜜、蜜饯等甜食和甜点心。

　　3. 严格控制脂肪和胆固醇摄入　脂肪、胆固醇摄入过量将加重脂肪肝发病,必需脂肪酸可促进脂肪代谢,预防脂肪肝,故日常饮食应严格控制脂肪、胆固醇含量丰富的食物如肥肉、猪脑、动物内脏、蛋黄等的摄入,适量摄入食用植物油。

　　4. 增加维生素、无机盐和膳食纤维的摄入　增加维生素、无机盐的摄入可促进肝细胞再生和修复,而膳食纤维可减少脂肪、胆固醇的吸收,对调节血脂、血糖水平也有良好的作用。故多用新鲜蔬菜、水果和藻类,保证足够的维生素、无机盐和膳食纤维。

5. 戒烟、戒酒。

（三）食物选择

1. 宜多选择的食物　鸡蛋清、鸡肉、鱼肉、瘦肉、脱脂牛奶、芹菜、玉米笋、香菇、白萝卜、茼蒿等。

2. 忌食或少食的食物　肥猪肉、肥羊肉、猪脑、动物内脏、蛋黄、精制糖类、果汁、果酱、蜂蜜、蜜饯等甜食和甜点心等。

三、肝　硬　化

案例8-9

　　患者，男性，49岁，农民。因发现"肝大"7年，腹胀1年，加剧1个月入院。患者于一年前开始自觉腹胀，腹上区不适，食欲下降，身体逐渐消瘦，小便呈黄色，且尿量较少。入院前三天出现有时烦躁，有时嗜睡，但意识清晰，因任意小便，而急诊入院。体格检查发现患者慢性病容，体格消瘦，面色灰暗，巩膜及皮肤轻度黄染，手背及颈部，胸部均有蜘蛛痣。腹部膨隆，腹壁静脉明显可见，腹水征（十），肝脾触诊不满意，两下肢凹陷性水肿。最终诊断为肝硬化。为了配合药物治疗，请对患者的日常饮食做一个指导。

肝硬化是指由不同病因引起的肝脏呈进行性、弥散性、纤维性病变。

（一）病因

(1) 病毒性肝炎。

(2) 酒精损害。

(3) 血吸虫感染。

（二）临床表现

主要表现有全身乏力、食欲减退、腹水、食管和胃底静脉曲张破裂出血、脾大、低蛋白血症等。

（三）营养原则

1. 摄入充足的蛋白质　高蛋白饮食可促进肝细胞的修复、再生，还可改善肝硬化患者因肝合成血浆蛋白质能力下降而导致的低蛋白血症。然而，当出现肝衰竭或肝性脑病先兆时，应使蛋白质的摄入得到严格控制。

2. 摄入充足的能量和糖类　充足的能量和糖类有利于肝糖原的储备，同时有节约蛋白质作用，减少体内蛋白质的消耗。患者每天糖类供应约在350～500g左右。

3. 适当减少脂肪的摄入　脂肪摄入过多，将增加胆汁分泌，增加肝细胞负担，而且摄入过多的脂肪可沉积在肝细胞内，加重肝功能损害。患者每天脂肪的摄入量约控制在40～50g左右。

4. 摄入充足的维生素和无机盐　一些维生素如维生素A、维生素D等常储存于肝脏，肝硬化导致患者的维生素在肝脏的储存能力下降。肝硬化的患者也常出现缺铁性贫血和缺锌现象。故患者日常膳食应多增加各种维生素和无机盐的摄入。但有水肿的患者应控制水和钠盐的摄入。

5. 禁烟忌酒　养成良好的饮食习惯。

（四）食物选择

1. 宜多选择的食物　鱼类、瘦肉、豆制品、小米、面粉、酵母、山药、藕、香菇、新鲜蔬菜和瓜果等。

2. 忌食或少食的食物　酒、辣椒、芥末、芹菜、韭菜等。

四、胆石症和胆囊炎

胆石病是胆道系统(胆囊、胆总管、肝内胆管)发生结石的疾病。胆囊炎是胆囊发生炎症病变,常分为急性和慢性两类。不合理的饮食是胆石病和胆囊炎发病的主要危险因素。

案例8-10

患者,女性,55 岁。右腹上区疼痛反复发作1 年半,伴有恶心呕吐症状。经诊断为胆囊炎。该患者体型较肥胖,平时嗜食甜食和油腻食物,不吃早餐。该患者饮食该做哪些改变?

(一)与胆石病和胆囊炎有关的主要饮食因素

1. 脂肪和胆固醇摄入过量　脂肪在体内消化时需要大量的胆汁参与,而胆汁的分泌需要胆囊的不断急骤收缩,对于胆石病和胆囊炎的患者将会产生胆绞痛,使病情加重。胆固醇是形成胆结石的重要原材料,胆固醇摄入越多,越容易引起胆结石。

2. 肥胖　肥胖是胆石病和胆囊炎的危险因素之一。胆结石多发病于肥胖且有高血脂的人群。

3. 膳食纤维　膳食纤维有利于胆盐排泄,减少胆固醇的吸收,降低胆结石的发病。

4. 维生素　维生素 A 有促进胆管上皮细胞生长以及保持胆管上皮细胞完整性的作用;维生素 C 可促进胆固醇代谢,减少胆结石的发生;维生素 E 和 B 族维生素对预防胆结石的形成亦有一定作用。

5. 水　多饮水可降低胆汁的黏稠度,防止胆汁淤滞,减少胆结石的形成。

6. 饮食无规律　饥饿时体内胆汁排空减少,胆汁易在胆囊中潴留,进而潴留的胆汁发生浓缩,黏稠度增高,从而形成胆结石;而过饱时胆汁分泌需要增加,容易导致胆囊强烈收缩,引起患者疼痛不适。

7. 辛辣刺激和产气的食品　辛辣刺激的食品如辣椒等促进胆囊收缩素的产生,引起胆管口括约肌收缩而不易松弛,导致胆汁在胆囊中潴留。由于胆石病及慢性胆囊炎患者消化功能较差,产气的食品易导致胃肠胀气而加重病情。

(二)临床表现

胆绞痛是胆石病和胆囊炎最常见的表现,患者常常出现右腹上区阵发性疼痛,同时疼痛放射到右肩背部,疼痛可因进食而加重,多发生于缺乏体力活动者(如长期卧床者)。此外,患者还有餐后饱胀、嗳气、黄疸等表现。

(三)营养原则

1. 严格控制脂肪和胆固醇的摄入　对脂肪和胆固醇含量丰富的食物如肥猪肉、肥羊肉、奶油、猪脑、动物内脏、禽蛋、蟹黄、鱿鱼、虾皮等要严格控制其摄入。

2. 控制能量的摄入　对于患者,特别是超重或肥胖者应限制其能量的摄入量,每天能量控制在 2000 千卡左右,逐步减轻其体重。

3. 适当增加蛋白质的摄入量　适当的蛋白质的摄入有利于病变组织的恢复,蛋白质大约按照每人每天 1~1.2g/kg(体重)或 50~70 克的量进行供应。

4. 糖类和膳食纤维　少食葡萄糖、果糖、蔗糖含量丰富的食物,可选择富含复合糖类的食物如米面、马铃薯等。多选用含膳食纤维丰富的食物如粗、杂粮、蔬菜和水果类。

5. 补充丰富的维生素　多摄入维生素 A、维生素 C、B 族维生素含量丰富的食物如红、黄色瓜果类,绿叶蔬菜类,粗、杂粮类等。

6. 多饮水　每天饮水大约 2000ml 以上。

7. **养成良好的饮食规律** 日常饮食一定要有规律,养成一日三餐定时定量的良好饮食习惯,特别要重视吃早餐。

8. **戒烟忌酒** 不吃辛辣刺激的食物和容易产气的食物

(四)食物选择

1. **宜多选择的食物** 米面、玉米、燕麦、荞麦、马铃薯、香菇、木耳、山楂、海藻、鱼、瘦肉、去皮鸡肉等。

2. **忌食或少食的食物** 肥猪肉、肥羊肉、奶油、猪脑、动物内脏、禽蛋、蟹黄、鱿鱼、虾皮、酒、辣椒、芥末、豆类、红薯、芋头、大蒜、韭菜以及油煎油炸的食物等。

第5节 肾脏疾病

肾脏是人体营养代谢过程中的重要器官,主要用于人体内代谢产物、毒物的排泄,以及水和电解质代谢的调节等。饮食习惯不合理如食盐摄取过量,经常吃油煎油炸的食物,缺乏体育运动,滥用药物、保健品和偏方等是导致肾脏疾病的重要因素。故日常控制好饮食,养成良好的饮食习惯是防治肾脏疾病的重要措施。

一、急性肾炎

案例8-11

患者,男性,15岁,由外感引起全身水肿7天,开始面肿,然后波及全身,就诊时眼睑水肿,不能睁眼,腹胀,伴有恶寒无汗,腰痛,小便少,苔白滑,脉沉细。尿检:蛋白(+++)、红细胞(+++)、白细胞(+)、颗粒管型(++)。诊断为急性肾炎。

问题:请你对其日常饮食做一次指导。

急性肾炎即急性肾小球肾炎,是由于各种病因(主要是由溶血性链球菌感染机体后,机体出现免疫反应,引起肾小球发生炎症而发病)引起的以血尿、水肿和高血压等为主要临床表现的肾脏疾病。

(一)与急性肾炎相关的营养因素

1. **蛋白质** 急性肾炎时,由于肾脏发生病变,大量的蛋白质随着尿液丢失,形成蛋白尿。若是长期的蛋白尿,则易引起蛋白质营养不良的表现,出现低蛋白血症和贫血的表现。而且由于肾脏的病变还会使肾小球的滤过受到影响,导致机体不能正常排出蛋白质代谢产物(包括尿酸、尿素和肌酐等)。

2. **钾盐、钠盐和水·** 由于肾脏发生病变,机体不能正常排泄钾离子,造成钾离子在体内潴留,容易引起高钾血症。同时肾脏的病变也导致了肾脏对钠离子和水的滤过率的下降,造成钠离子和水在体内潴留,出现水肿、高血压以及少尿等表现。

3. **维生素** 维生素A、维生素C、B族维生素有利于受损肾脏的修复和功能的恢复。

4. **糖类和能量** 充足的糖类和能量有利于体内节省蛋白质,有利于肾脏组织的修复。

(二)临床表现

主要临床表现有水肿、高血压、少尿、血尿、蛋白尿等。

(三)营养原则

1. **控制膳食中蛋白质的摄入** 急性肾炎时,蛋白质的过量摄入将增加肾脏的负担,加重肾脏的损害。在日常膳食中要控制好蛋白质的摄入量,轻型患者不需严格控制膳食蛋白质的摄入,膳食蛋白质的供应量稍低则可;如果患者出现尿素氮和肌酐升高时,则需严格控制膳食蛋白质的摄入。

2. 限制钠盐、水和钾盐的摄入,适当增加铁的摄入　应根据患者的病情、尿量、水肿及高血压程度,限制钠盐和水的摄入量。水肿和病情较轻者宜采用低盐饮食,每天烹调用盐限制在 2～4g 或酱油 10～15ml,膳食中禁食盐腌制品;水肿和病情较重者采用无盐饮食,每天烹调时不加盐或加盐量低于 1g,酱油每天低于 5ml。无尿或少尿且有明显的水肿症状患者,应限制水及其他液体的摄入。无尿或少尿的患者还需严格限制含钾丰富的食物如红枣、鲜蘑菇、香菇、贝类、豆类、茴香、胡椒等的摄入。另外,患者还需适当增加铁的摄入,预防贫血。

3. 补充充足的维生素　日常膳食中多补充维生素 A、维生素 C、B 族维生素丰富的食物,促进受损肾脏组织的修复及其功能的恢复。

4. 供给充足的糖类和能量　每日三餐应保证提供充足的糖类和能量,此外,三餐后还可适当添加含糖类和能量丰富的点心。

5. 养成良好的饮食习惯　禁食刺激性强的食物如酒、辣椒、油煎油炸食品。限制进食含嘌呤或尿酸丰富的食物如动物内脏、鱼贝类、豆类、肉汁、浓肉汤、鸡精、酵母粉等。

（四）食物选择

1. 宜多选择的食物　蔬菜、水果、乳类、山药、桂圆、莲子、银耳等。

2. 忌食或少食的食物　咸鱼、咸菜、腊肉、红枣、鲜蘑菇、香菇、豆类、茴香、胡椒、动物内脏、鱼贝类、豆类、肉汁、浓肉汤、鸡精、酵母粉等。

二、慢性肾炎

慢性肾炎即慢性肾小球肾炎,是指由各种原因引起的以双侧肾小球弥散性或局灶性炎症改变为主要病理改变,以高血压、水肿、蛋白尿、血尿为基本临床表现的肾小球疾病。该病起病方式各有不同,起病隐匿,病程长,病变缓慢进展。

> **案例8-12**
>
> 　　患者,女性,42 岁,查体尿比重 1.025,酸碱度 6.5,尿蛋白质＋＋,潜血阳性,根据其表现诊断为慢性肾炎。
>
> **问题:**该患者在日常饮食中应该注意哪些方面?

（一）与慢性肾炎相关的营养因素

1. 蛋白质　慢性肾炎时,由于患者长期摄入蛋白质不足以及长期的蛋白尿,以致引起低蛋白血症的出现,进一步引起水肿。

2. 水和电解质　由于肾脏缺血时导致肾素分泌增加,使醛固酮增多,从而增加了肾小管对钠盐和水的重吸收,以致钠盐和水的潴留,最终引起机体出现水肿和高血压、少尿、高血钾等。

（二）临床表现

主要临床表现有蛋白尿、血尿、管型尿、水肿、高血压、肾功能损害、贫血等。

（三）营养原则

1. 合理补充蛋白质　应根据肾功能损害情况来决定膳食蛋白质摄入量。当患者肾功能损害不严重时,对其膳食蛋白质的摄入暂时不作严格限制,可比正常人稍低,以每天 0.8～1.0g/kg(体重)为宜,且供应的膳食蛋白质中优质蛋白质应占一半以上的比例;当患者肾功能损害较严重、出现氮质血症时,对其膳食蛋白质的摄入应作严格限制,以每天在 30 克左右为宜,蛋白质应选用牛奶、鸡蛋等优质蛋白质为主。

2. 限制膳食中钠盐的摄入量　对于高血压、水肿患者应严格限制钠盐的摄入量,减轻水钠潴留,日常膳食中应减少食盐的摄入量,每天控制在 2～3 克为宜,避免摄入盐腌食品如咸菜、咸鱼等。但慢性肾炎多尿期易出现体内钠含量不足,需定期检查血钠水平。

3. 保证维生素和无机盐的补充　日常膳食中增加各种维生素和铁、锌含量丰富的食物的补充,以促进患者受损肾脏组织的修复和减轻贫血及缺铁、缺锌的表现。当出现高血钾时,应避免含钾丰富的食物如香蕉、香菇、贝类、豆类等的摄入。

4. 确保充足能量的摄入　当糖类和脂肪为机体提供充足的能量时,有助于减少体内蛋白质的消耗,有利于受损肾脏组织的修复和功能的恢复。故应以糖类和脂肪为能量的主要来源,但伴有高血压者应限制动物脂肪的摄入。

5. 养成良好的饮食习惯　禁食刺激性强的食物如酒、辣椒、油煎油炸食品。

(四) 食物选择

1. 宜多选择的食物　大米、面粉、土豆、芋芳、藕、玉米、小米、燕麦、白菜、包菜、花菜、黄瓜、萝卜、冬瓜、绿豆芽、丝瓜、乳类、蛋清、山药、桂圆、莲子、银耳等。

2. 忌食或少食的食物　咸鱼、咸菜、腊肉、香蕉、香菇、豆类等。

第6节　糖 尿 病

糖尿病是一组由于胰岛素分泌绝对不足或相对不足或外周组织对胰岛素不敏感所导致的糖类代谢紊乱,以长期高血糖为主要表现的综合征。患者除出现糖代谢紊乱外,还伴有脂肪、蛋白质、水及电解质等代谢紊乱,典型的症状为"三多一少",即多饮、多尿、多食、体重减轻。1985 年,WHO 将糖尿病分为 1 型和 2 型。1 型糖尿病在我国糖尿病患者中约占 5%,起病较急,"三多一少"症状明显,有遗传倾向,多发于儿童和青少年;2 型糖尿病多发于中老年,约占我国糖尿病患者的 90%～95%,起病缓慢、隐匿,体态常肥胖,尤以腹型肥胖或超重多见。随着人们生活水平的提高,生活节奏加快,人口老龄化的加重,糖尿病发病率在世界范围内呈逐年增高的趋势,目前我国糖尿病患者已达 9200 万人。糖尿病早期症状不明显,一旦到了晚期,会产生严重的并发症,危害眼、肾、脑、心脏等器官。糖尿病治疗有一般治疗、饮食治疗、运动治疗、药物治疗、胰岛素治疗等。其中饮食治疗是基础治疗,不论是 1 型还是 2 型糖尿病、有无并发症、也不论是否应用药物或者胰岛素治疗,饮食治疗都应长期执行,否则其他治疗只能事倍功半。糖尿病的危险因素与肥胖、脂肪摄入过多、缺少体力活动等有关。糖尿病的诊断标准见表 8-1。

表 8-1　糖尿病、糖耐量减低的诊断标准

项目	静脉血糖	
	空腹(mmol/L)	餐后 2 小时(mmol/L)(口服葡萄糖 75g)
正常人	<6.1	<7.8
糖耐量减低	<7.0	7.8～11.1
糖尿病	≥7.0	≥11.1(或随机血糖)

糖尿病常见并发症

1. 眼病变　糖尿病 10～15 年以上,可引起眼底血管硬化,甚至破裂出血导致失明。

2. 皮肤瘙痒　糖尿病引起的皮肤瘙痒,往往使人难以入睡,特别是女性阴部的瘙痒更为严重。

3. 神经病变　糖尿病可引起末梢神经炎,出现手足麻木(手套感),疼痛以及烧灼感等。

4. 糖尿病肾病　病程超过 10 年的患者可引起肾小球硬化,出现水肿、高血压、蛋白尿、低蛋白血症,是 1 型糖尿病的主要死因。

5. 心脑血管病变　糖尿病可引起动脉粥样硬化,引起冠心病、心肌梗死、脑血管病变。

6. 糖尿病足　易出现各种感染,其中以足部多见,具体表现为深而且长期不易愈合的溃疡、溃烂(图 8-11)。

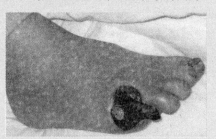

图 8-11　糖尿病足

一、营养治疗原则

饮食治疗是糖尿病治疗方法中最基本的治疗方法,控制饮食可以使部分患者的血糖得到较好的控制。营养治疗的目的是帮助患者恢复和维持正常的血糖、血脂水平和达到理想体重,预防和减少并发症的发生。主要注意以下几点:

(1) 适当节制饮食,控制饮食中总能量的摄入量,以达到或维持标准体重。

(2) 膳食中糖类、脂肪、蛋白质比例适当,同时注意补充足够的维生素和矿物质。

(3) 提倡高纤维膳食,避免高糖食物,如甜点心、糖果等。

(4) 减少酒和钠的摄入。

(5) 糖尿病的饮食治疗需长期坚持。

(一)控制总能量

1. 应根据标准体重而不是实际体重来计算全天能量的供给量　标准体重的计算方法是:

$$标准体重(千克)＝身高(cm)－105$$

患者的实际体重在标准体重±10%范围为体重正常,＞10%为超重,＞20%为肥胖。

2. 根据不同的体力劳动强度确定每日每千克标准体重所需能量　见表 8-2。

表 8-2　不同体力劳动强度的能量供给量标准

劳动强度	举例	所需能量 kcal/(kg·d)		
		消瘦	正常	超重
卧床		20～25	15～20	15
轻	办公室职员、售货员	35	30	20～25
中	学生、教师、司机、医生	40	35	30
重	建筑工、搬运工、舞蹈演员	45～50	40	35

注:①上述标准适用于正常体重者,肥胖者可适当减少,消瘦者可适当增加。

②1kcal＝4.1868kJ。

3. **全天能量的供给量** 计算公式：

$$全天能量的供给量(kJ)=能量供给量标准(kJ/kg)×标准体重(kg)$$

（二）营养素的比例合理

1. **糖类** 摄入糖类产生的能量应占总能量的55%～65%，同时还要考虑每一种含糖类食品的血糖生成指数（glycemic index，GI）。GI是衡量某种事物摄入后引起血糖反应的一项有生理意义的指标，是含有50g有价值的糖类的食物与等量的葡萄糖相比，在餐后2小时体内血糖应答水平的百分比。高GI食物进入胃肠后消化快，吸收完全，葡萄糖迅速进入血液；低GI食物在胃肠停留时间长，释放缓慢，葡萄糖进入血液后峰值低，下降速度慢。常见食物GI值见表8-3。对糖尿病患者来说，要尽量选择GI值低的食品，以避免餐后血糖过高。

表8-3 常见食物的血糖生成指数（GI）

食物名称	GI	食物名称	GI	食物名称	GI
白馒头	88	玉米粉	68	可乐	40
白面包	88	土豆（煮）	66	扁豆	38
大米饭	83	大麦粉	66	梨	36
面条	82	菠萝	66	苹果	36
烙饼	80	荞麦面条	59	苕粉	35
玉米片	79	荞麦	54	藕粉	33
树干书（红）	77	甘薯（生）	54	鲜桃	28
南瓜	75	香蕉	52	牛奶	28
油条	75	猕猴桃	52	绿豆	27
西瓜	72	山药	51	四季豆	27
苏打饼干	72	酸奶	48	柚子	25
小米（煮）	71	柑橘	43	大豆（煮）	18
胡萝卜	71	葡萄	43	花生	14

案例8-13

糖尿病患者，女性，48岁，身高162cm，体重55kg，从事办公室工作。请你计算全天应供给能量多少（kJ）？

提示：1. 首先应计算出患者的标准体重（kg），将实际体重与标准体重比较，判断其体重是正常、消瘦或肥胖。

2. 根据患者的实际情况确定能量的供给量标准，然后可计算出全天能量供给量。

2. **蛋白质** 糖尿病患者每日蛋白质的需要量为1.0g/kg，约占总能量的15%，其中动物性蛋白质应占总蛋白质摄入量的40%～50%。儿童、孕妇、乳母、消耗性疾病、消瘦患者，蛋白质的比例可适当增加。

3. **脂肪** 占总能量的适合比例为20%～25%。动物脂肪含饱和脂肪酸较多（鱼油除外），摄入过多可引起血脂升高和动脉硬化，应严格控制。

（三）选择食物应多样化，保证维生素、矿物质和膳食纤维的摄入

糖尿病患者的食物选择和普通人一样，应根据《中国居民膳食指南》和"平衡膳食宝塔"来确定每天的食物。与糖尿病治疗有关的微量营养主要有抗氧化维生素（维生素C、维生素E、

胡萝卜素等)和锌、铬、硒等微量元素,糖尿病患者的食物应多样化,以保证各种营养素的摄入。膳食纤维可降低餐后血脂、血糖水平,增加饱腹感,防止肥胖。糖尿病患者每日的膳食纤维摄入量以30g左右为宜。膳食纤维的主要来源是蔬菜、水果、粗粮、豆类等。

(四)餐次安排

一日至少保证三餐,早、中、晚餐的能量按20％~30％、40％、30％~40％的比例分配。在体力活动量稳定的情况下,饮食要做到定时、定量。注射胰岛素或易发生低血糖者,要求在三餐之间加餐,加餐量应从正餐的总量中扣除,做到加餐不加量。不用胰岛素治疗的患者也可酌情少食多餐、分散进食的方法,以降低餐后血糖。用餐时要专心,细嚼慢咽,清楚自己所吃的每种食物,避免在无意中吃下过多的东西。

(五)烹调方法

在烹调方法上多采用蒸、煮、烧、烤、凉拌的方法,避免食用油炸的食物。烹调用油宜用植物油如菜油、豆油、葵花籽油、玉米油、橄榄油等,忌食动物油、猪皮、鸡皮、鸭皮、奶油等。每日盐的摄入量应控制在6g以下。

(六)限制饮酒

对糖尿病患者来说饮酒不利于糖尿病的控制,空腹饮酒还会引起低血糖,因此,血糖控制不佳的患者不应饮酒。

二、应用食物交换份法编制食谱

糖尿病饮食是一种需要计算能量和食物称重的饮食,具体操作时很麻烦。应用食物交换份的方法,可以快速、简便的制定食谱,食物交换份法已在国内外广泛使用。

(一)食物交换份法的概念

食品交换法将常用食物按照所含营养成分的特点分为主食类(谷类、米面类)、蔬菜类、水果类、鱼肉类(含豆制品)、乳类(含豆奶)、油脂类六大类,并规定了每份食物的重量即食物交换份。各种食物的"交换份"重量不一样,但每个食物交换份可产生的能量基本相同(80~90kcal),同类的每份食物中所含的蛋白质、脂肪、糖类也接近,只要确定一日膳食中各类食物的交换份数,就可以任意组成各种不同的食谱。各类食物1个食物交换份的营养素含量见表8-4。

表8-4　各类食物1个食物交换份的营养素含量

食物类别	能量/kcal	糖类/g	蛋白质/g	脂肪/g
主食类(谷类、米面类)	90	19	2	0.5
蔬菜类	80	15	5	—
水果类	90	21	1	—
鱼肉类(含豆制品)	80	—	9	5
乳类(含乳或豆类)	90	6	4	5
油脂类	80	—	—	9

(二)编制食谱的方法和步骤

1. 根据患者全天能量的供给量确定各类食物的交换份数　能量的供给根据患者的标准体重和不同体力劳动强度能量供给量标准计算。不同能量需求饮食中各类食物的交换份数见表8-5。

表 8-5 不同能量需求饮食中各类食物的交换份数

能量(kcal)	主食类(份)	蔬菜类(份)	鱼肉类(份)	乳类(份)	水果(份)	油脂类(份)	合计(份)
1000	6	1	2	2	—	1	12
1200	7	1	3	2	—	1.5	14.5
1400	9	1	3	2	—	1.5	16.5
1600	9	1	4	2	1	1.5	18.5
1800	11	1	4	2	1	2	21
2000	13	1	4.5	2	1	2	23.5
2200	15	1	4.5	2	1	2	25.5
2400	17	1	5	2	1	2	28

注:如没有吃水果,可增加一份主食,提供的能量相等。

2. 确定各餐各类食物的交换份数 早、中、晚餐的能量按 20%～30%、40%、30%～40% 的比例分配。患者也可用少食多餐、分散进食的方法,以降低餐后血糖。

3. 查食物交换份数表,确定各餐具体的食物品种和数量 各类食物的交换份见表 8-6, 所有食物的重量均指可食重量(净重)。糖尿病患者 1 日食物选择举例见表 8-7。

表 8-6 食物交换份表

食物类型	重量	食物举例
主食类(谷类、米面类)	25g	大米、小米、卷面、干玉米、绿豆、赤豆、芸豆、银耳。苏打饼干、面粉、通心粉、荞麦面、干粉条、藕粉
	30g	切面
	35g	馒头
	37.5g	面包
	75g	荸荠
	125g	山药、土豆、藕、芋艿
	150g	荸荠
	300g	凉粉
蔬菜类	500g	白菜、青菜、鸡毛菜、菠菜、芹菜、韭菜、莴苣、西葫芦、冬瓜、黄瓜、苦瓜、茄子、番茄、绿豆芽、花菜、鲜蘑菇、金瓜、菜瓜、竹笋、鲜海带
	350g	马兰头、油菜、南瓜、辣椒、萝卜、茭白、豆苗、丝瓜
	250g	荷兰豆、扁豆、豇豆、四季豆、西兰花
	200g	蒜苗、胡萝卜、洋葱、
	100g	豌豆
水果类	750g	西瓜
	300g	草莓、杨桃
	250g	鸭梨、杏、柠檬
	225g	柚、枇杷
	200g	橙、橘子、苹果、猕猴桃、菠萝、李子、桃子、樱桃

续表

食物类型	重量	食物举例
水果类	125g	柿子、鲜荔枝
	100g	鲜枣
鱼肉类(含豆制品)	15g	猪肋条肉
	20g	太苍肉松、瘦香肠
	25g	瘦猪肉、猪大排、猪肝、猪小排
	50g	鸡肉、鸭肉、瘦牛肉、瘦羊肉、猪舌、鸽子、鲳鱼、鲢鱼、豆腐干、香干
	55g	鸡蛋、鸭蛋(中等大小)
	70g	猪肚、猪心
	75g	黄鱼、带鱼、鲫鱼、青鱼、青蟹
	100g	鹌鹑、河虾、蛤蜊、蛤蜊肉、兔肉、淡菜、目鱼、鱿鱼、老豆腐
	200g	河蚌、蚬子、豆腐、豆腐脑
乳类(含乳或豆类)	15g	全脂牛奶
	20g	豆浆粉、干黄豆
	25g	脱脂牛奶
	100ml	酸牛奶、蛋全脂牛奶
	200ml	豆浆
油脂类	9g	豆油、菜籽油、麻油、花生油
	12g	核桃仁
	15g	花生米、杏仁、芝麻酱、松子
	30g	葵花子、南瓜子

表 8-7　糖尿病患者一日食物选择

餐次	食物交换份数	食物选择
早餐	4份(谷类 2 份、乳类 2 份)	咸面包 75g、牛奶 1 瓶(200ml)
中餐	8.5份(谷类 5 份、蔬菜类 0.5 份、鱼肉类 2 份、油脂类 1 份)	大米 125g、油菜 150g、牛肉 50g、番茄 100g、鸡蛋 1 只(50g)、豆油 9g
晚餐	8.5份(同中餐)	面条 150g、瘦肉 25g、四季豆 125g、青鱼 75g、豆油 9g

4. 将各种食物合理搭配并确定烹调方法,制定 1 日食谱 在 1 日食谱的基础上可进一步制定 1 周食谱,同类食物可互换。

链接

糖尿病患者饮食中如何补充膳食纤维

在饮食中添加可溶性膳食纤维如果胶、魔芋等。前者主要来源于水果;后者是由鲜魔芋加工制成的精粉,主要成分为葡萄甘露聚糖,溶水后可形成溶胶,易被患者接受。

在主食中补充不溶性纤维如麸皮、豆皮等,其效果不如可溶性膳食纤维。在使用时,要注意用量不宜过大。

采用高纤维的天然食物如粗粮、豆类、蔬菜、水果等。高纤维膳食可能引起腹部胀满感、排便次数增多等胃肠道反应;长期食用可使钙、铁、镁等矿物质的排出量增多,并可能影响一些维生素的利用,因此摄入量应适当。

第7节 肥胖病

肥胖病是指能量摄入超过能量消耗,导致体内脂肪积聚过多,体重超过理想体重的20%或质量指数(BMI)≥24定义为肥胖症。肥胖病根据有无明显病因可分为单纯性肥胖和继发性肥胖。理想体重可按下列公式计算:

理想体重(kg)＝身高(cm)－105

体质指数(BMI)＝体重(kg)/身高(m)

我国成人体质指数的正常范围是18.5～22.9。

随着我国人民生活水平的不断提高,膳食结构不合理,超重和肥胖现象呈明显的逐年增高的趋势。单纯性肥胖有一定的遗传倾向,父母双方或一方肥胖的,子女出现肥胖的几率均增高。普通人群的发病主要跟饮食习惯、生活方式、工作、环境因素有关,如经常进食高能量膳食且体力活动减少,过剩的能量以三酰甘油的形式储存于脂肪组织。

一、营养治疗原则

1. 控制总能量　能量摄入多于消耗是肥胖的根本原因,能量的摄入量必须低于机体消耗的能量,才能使体重逐渐恢复到正常水平。对于轻度肥胖的成年患者,一般在正常能量供给量基础上按每天减少125～250kcal来确定全天的能量供给量,这样每月可减肥0.5～1.0kg。中度以上的成年肥胖者可减少550～1100kcal/d,但每天能量摄入量不应少于1000kcal。切记勿因减肥心切过度限制摄入量,以免造成低血糖或者酮症酸中毒。

2. 保证蛋白质摄入　对于采用低能量饮食的肥胖患者,蛋白质的摄入量应占总能量的20%～30%。由于在严格控制能量的情况下,蛋白质的过度摄入可引起肾功能的损害,故摄入量也不宜过高,宜选用利用率高的优质蛋白质。

3. 限制糖类和脂肪　限制能量供应时必须限制脂肪的供应量,尤其是动物脂肪,脂肪摄入量占总能量的25%～30%为宜。由于糖类在体内可转变为脂肪,应限制糖类的摄入。糖类的来源应以谷类食物为主,并严格限制糖、含糖饮料及零食。为防止出现酮症和负氮平衡,糖类的摄入量也不宜过少,应占总能量的50%左右。

4. 供给充足的维生素、矿物质和膳食纤维　节食减肥时,由于长期限制饮食,容易引起维生素和矿物质缺乏,应注意补充。蔬菜水果含丰富的维生素、矿物质和膳食纤维,同时能量含量很低且可以增加饱腹感,节食减肥时应多吃些蔬菜和粗粮。

案例8-14

患者,张女士,35岁,打字员,身高160cm,体重75kg,平时喜欢吃零食,特别是甜食,自感肥胖,下定决心开始减肥。张女士性子比较急,决定在一个月的时间减掉5kg,每天只吃几根黄瓜,晚上到健身房利用跑步机锻炼。结果在第三天锻炼时突然晕厥,被送往医院,诊断为酮症酸中毒。

张女士每日摄入总能量过低,再加上剧烈运动,机体只能大量分解脂肪供能,在分解脂肪的过程中产生大量丙酮酸,积聚在体内造成酸中毒。"冰冻三尺非一日之寒",想减肥也要循序渐进,不可一蹴而就。

二、膳食要求

1. 参考"平衡膳食宝塔"调整各类食物的摄入量　成年肥胖患者平均每日各类食物摄入

量为:谷类 150~300g,蔬菜类≥500g,水果类 100~200g,畜禽肉类 25~50g,鱼虾类 50g,蛋类 25g,奶类 250ml,豆制品类 50g,油脂类 10~20g。患者可视情况做适当调整。

2. 谷物中应多选粗粮、杂粮　杂粮含膳食纤维多,吸水膨胀饱腹作用强,能延缓食物的消化吸收,较好地控制体重。要控制蔗糖、麦芽糖、果糖、蜜饯及甜点心等的摄入。

3. 严格控制高脂肪食物　少吃肥肉、食用油、火腿肠、奶油、巧克力、花生米、核桃仁、瓜子等高脂肪食物和动物内脏、蛋黄、鱼子等高胆固醇食物。

4. 选择优质蛋白质　应选择脂肪含量低、蛋白质含量高的食物如瘦肉、鱼虾、家禽、豆制品等。优质蛋白质应占蛋白质总量 50%。

5. 多吃新鲜蔬菜和水果　保证维生素、矿物质和膳食纤维的摄入

6. 三餐能量分配　可调整为早餐 27%、午餐 49%、晚餐 24%,将动物性食物和脂肪含量高的食物尽量安排在早餐或午餐吃,晚餐以清淡为主。

7. 烹调方法　宜采用蒸、煮、炖、凉拌等方式,少用油煎、炸的方法。

8. 养成良好的饮食习惯　平时要少吃零食,甜食和含糖饮料。吃饭时要细嚼慢咽,定时定量。

减肥者要改变不良的饮食习惯

(1) 感到焦虑时,应避免采用进食来缓解;

(2) 避免边看电视边吃零食;

(3) 进食时充分咀嚼,避免进食速度过快。进食过快很容易增加摄入量;

(4) 饮食要有规律,避免暴饮暴食;

(5) 避免经常喝酒或经常在饭店用餐;

(6) 晚餐要少吃,避免睡前加餐;

(7) 改掉挑食、偏食以及爱吃甜食、零食的习惯;

(8) 改掉不吃早餐或早餐吃很少,而晚餐又吃得过量的习惯。

第8节　骨质疏松

骨质疏松症是以单位体积骨量减少及骨组织微结构退行变化为特征,伴有骨脆性增加,易发生骨折的一种全身性骨骼疾病,也是一种严重危害中老年健康的常见病。通常女性发病率高于男性,其发病与内分泌紊乱、体力活动减少以及营养因素有关。主要临床症状为全身骨骼疼痛,由于骨骼变形还可导致驼背、身材变矮,易发生骨折(图 8-12)。骨质疏松症的诊断主要是测定骨密度。

一、与骨质疏松症有关的营养因素

1. 钙　膳食缺钙是引起骨质疏松症的重要原因。研究表明 膳食中钙摄入量高的人群骨密度较高、骨折发生率较低。引起钙缺乏的原因主要有摄入不足、吸收不良、排出增加等。

2. 维生素 D　具有活性的 1,25-二羟维生素 D_3[1,25-$(OH)_2D_3$]能够促进钙的吸收和骨骼钙化。老年人肾脏功能减退,1-α 羟化酶活性降低,导致 1,25-二羟维生素 D_3 合成减少,钙吸收率下降,易发生骨质疏松。

3. 蛋白质　适量的蛋白质可提高体内钙的生物利用率,但摄入过多的蛋白质可引起尿钙排除增加,对骨骼健康有不利影响。

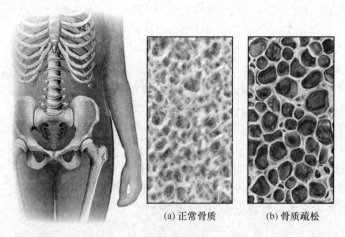

(a) 正常骨质　　　　(b) 骨质疏松

图 8-12　正常骨质与骨质疏松的对比

4. 微量元素　锌缺乏时,骨中多种含锌酶的活性下降,抑制骨骼生长。氟在骨中沉淀有助于骨的矿化。此外,维生素 C 严重缺乏时也可发生骨质疏松症。

二、营养治疗和预防措施

1. 注意钙的摄入与补充　成年人每日应摄入钙 800mg,中老年人为 1000mg,补钙食物首选奶与奶制品,250g 牛奶约可提供 300mg 钙。其他含钙丰富的食物有虾皮、芝麻酱、海带、紫菜、黑木耳、核桃、绿叶蔬菜等。食物中钙摄入不足或吸收不良者可在医师指导下服用一些钙剂。实践证明:中年人每天喝一杯牛奶并适当补充钙剂,使钙的摄入量达到 1000mg,可明显推迟骨质疏松的发生,延缓骨质疏松的发展。

2. 注意维生素 C、D 的补充　维生素 C 与骨代谢有关,多吃蔬菜、水果可补充维生素 C。维生素 D 能促进钙吸收和骨的形成,老年人户外活动较少,影响体内维生素 D 的合成,故在补钙的同时应注意多晒太阳,每日补充维生素 D 10μg。

3. 蛋白质摄入要适量　适量的蛋白质可增加钙的吸收,有利于骨骼的再生,延缓骨质疏松的发生,但过量的蛋白质有可以引起尿钙排出增加。因此,膳食中蛋白质摄入要适量,其中奶中的乳清蛋白、蛋类的清蛋白、骨中的骨清蛋白等含有胶原蛋白和弹性蛋白,可适当增加。

4. 防止摄入过多的磷　高磷膳食可引起骨钙丢失,应少吃含磷高的食物。膳食中磷的适宜供给为 700mg/d。

5. 坚持体育锻炼　适量的锻炼对任何年龄的人都可减少钙从骨骼中丢失的速度,有利于骨质的形成,降低患骨质疏松症的危险性。经常进行体育锻炼不但能减少骨钙的丢失,而且可以减少过多的体重,减轻骨的压力与负担,有助于预防骨质疏松症的发生。

6. 戒除不良嗜好　无节制的饮酒、大量吸烟、长期喝浓茶或浓咖啡等均可影响骨的新陈代谢。烟酒可影响钙的吸收并使尿钙排出增多。因此,戒烟、戒酒对预防骨质疏松症极为重要。

7. 定期检查骨密度　对 50 岁以上妇女和 60 以上男性应定期检查骨密度,以便早期发现、及时治疗、控制病情发展。

8. 雌激素补偿治疗　绝经期妇女体内雌激素水平降低,适量补充激素可减少骨质丢失,防止病情发展。雌激素治疗有一定的适应证和禁忌证,必须在医生的指导下才能应用。

链接

为什么女性易患骨质疏松症

　　女性骨质疏松症的患病率要明显高于男性。成年女性因怀孕和哺乳需要消耗大量钙质,绝经后的妇女体内雌激素分泌减少是导致骨质疏松症发病率明显上升的主要原因。年轻女性也会发生骨质疏松症,常见原因:

　　1. 偏食　某些年轻女性把保持苗条身材作为奋斗目标,盲目节食可造成缺钙。

　　2. 拒绝阳光　多晒太阳能促进身体里钙质的吸收,如果一味地追求"白雪公主",就会导致骨质疏松的提前发生。

　　3. 缺乏运动　缺少运动者易发生骨质疏松,而现代生活中许多人缺少运动。以车代步上、下班,乘电梯代替了走楼梯,上网占用了体育锻炼的时间,晚饭后坐在沙发上看电视取代了散步。为了健康,要少坐多动。

第 9 节　痛　　风

　　痛风是长期嘌呤代谢紊乱、血液中尿酸增加所引起的一组疾病。血尿酸浓度过高时,尿酸以钠盐的形式沉积在关节、软骨和肾脏中,引起组织异物炎性反应。具体表现为反复发作的急性痛风性关节炎、痛风结石,有时可导致关节畸形和痛风性肾病(图 8-13)。与痛风有关的因素有高嘌呤饮食、饮酒、饥饿、某些疾病如肥胖、高血压、慢性肾衰竭、糖尿病酸中毒以及某些药物等。

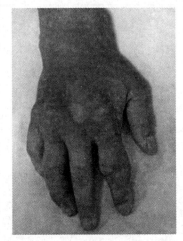

图 8-13　痛风结石

一、营养治疗原则

　　1. 限制嘌呤　患者应长期控制含嘌呤高的食物摄入。急性期应选用低嘌呤饮食,每天摄入的嘌呤量应限制在 150mg 之内,禁用动物内脏、沙丁鱼、凤尾鱼、小虾、扁豆、浓肉汤等高嘌呤食物。

　　2. 控制总能量,保持适宜体重　肥胖是高血压、高脂血症、高尿酸酸血症及痛风的共同发病因素之一。痛风患者多伴有肥胖、高血压和糖尿病等,故应控制总能量、降低体重,最好能低于理想体重 10%～15%。能量供给量根据病情而定,一般为 1500～1800kcal/d。应循序渐进,切忌减重过快促进脂肪分解,易诱发痛风症急性发作。

　　3. 适量蛋白质和脂肪　体重正常者蛋白质可按 0.8～1.0g/kg 供给,全天在 40～65g。应以植物蛋白质为主,尽量不用肉类、禽类、鱼类等。

　　4. 足量维生素和矿物质　供给充足的 B 族维生素和维生素 C。多供给蔬菜、水果等呈碱性食物。痛风症患者易患高血压和高脂血症等,应限制钠盐,每天为 2～5g。

　　5. 多喝水　多选用含水分多的水果和食品。

　　6. 多吃碱性食物　使尿酸 pH 升高,有利于尿酸盐的溶解。

二、膳食要求

　　1. 避免食用含高嘌呤食物　常用食物嘌呤含量见表 8-8。

表 8-8　常见食物嘌呤含量

分类	食物名称
嘌呤含量少的食物（<50mg/100g）	谷薯类：米、面、挂面、面条、面包、馒头、麦片、玉米、甘薯、马铃薯、芋头
	蔬菜类：白菜、卷心菜、芹菜、青菜、空心菜、芥蓝菜、韭菜、黄瓜、苦瓜、冬瓜、丝瓜、南瓜、西葫芦、菜花、茄子、豆芽菜、青椒、萝卜、胡萝卜、洋葱、番茄、泡菜、葱、姜、蒜
	水果及制品类：橙、橘、苹果、梨、桃、西瓜、哈密瓜、香蕉、果冻、果酱
	蛋乳类：鸡蛋、鸭蛋、皮蛋、牛奶、奶粉、酸奶、炼乳
	其他：猪血、猪皮、海参、海蜇、红枣、葡萄干、木耳、蜂蜜、瓜子、杏仁、栗子、莲子、花生、核桃仁、巧克力、可可、枸杞、茶、咖啡、油脂
嘌呤含量中等的食物（50～150mg/100g）	豆类及杂粮类：绿豆、红豆、豌豆、豆腐干、豆腐、豆浆、黑豆、麦麸、麦胚、粗粮
	蔬菜类：鲜蘑、芦笋、四季豆、鲜豌豆、菠菜
	动物性食物：猪肉、猪肚、牛肉、牛舌、羊肉、鸭肠、鸡心、兔肉、火腿、鳝鱼、鳗鱼、鲤鱼、草鱼、鳕鱼、黑鲳鱼、梭鱼、鱿鱼、虾、螃蟹
	其他：酵母粉、火锅汤
嘌呤含量高的食物（150～1000mg/100g）	豆类：黄豆
	动物性食物：肝、脑、肠、胰脏、浓肉汁、白鲳鱼、白带鱼、沙丁鱼、凤尾鱼、鲢鱼、小鱼干、牡蛎、蛤蜊

2. 以植物蛋白食物为主　动物蛋白质可选用牛奶、鸡蛋，因牛奶、鸡蛋无细胞结构，不含核蛋白，可在蛋白质供给量允许范围内选用。禁止吃含脂肪高的食物，如肥肉、油炸食品等。

3. 多吃碱性食物　碱性食物包括新鲜蔬菜、水果、牛奶、坚果、海藻等，增加碱性食物摄入量有利于尿酸盐的溶解。

4. 多喝水，少饮酒　乙醇代谢使血乳酸浓度升高，抑制尿酸排出，酗酒常是痛风急性发作的诱因。啤酒含有大量嘌呤应绝对禁止。

5. 食物选择

(1) 可用的食物：白米、白面、各种淀粉、白面包、馒头、蛋及蛋制品、鲜奶、奶酪、酸奶、卷心菜、胡萝卜、青菜、黄瓜、茄子、莴苣、南瓜、冬瓜、番茄、土豆，以及各种水果、果酱、果汁、碳酸饮料及适量的油脂等。

(2) 可少量选用的食物：芦荟、花菜、菠菜、蘑菇、青豆、扁豆、鱼、鳝鱼、蟹、鸡肉、羊肉、猪肉、牛肉、鸽肉、鸭肉等。

(3) 禁用的食物：脑、肝、肾等动物内脏、凤尾鱼、沙丁鱼、肉汁、鸡汁等嘌呤含量高的食物。

6. 痛风患者一日食谱举例　见表 8-9。

表 8-9　痛风患者一日食谱举例

餐次	饭菜名称	食物量/g
早	小面包	标准粉 50
	牛奶	鲜牛奶 200
中	米饭	大米 100
	番茄炒鸡蛋	番茄 200、鸡蛋 60
	拌黄瓜	黄瓜 200
晚	鸡肉丝菜汤面	挂面(标粉)100、油菜 200、熟鸡肉 30
	奶汁白菜	奶汁 100、大白菜 200
睡前	苹果	苹果 200

注：合计以上食谱提供总能量 1629kcal、蛋白质 56g、脂肪 45g、糖类 250g、嘌呤 67mg。

第 10 节　恶性肿瘤

恶性肿瘤（癌症）是严重危害人类生命和健康的疾病。早在 20 世纪 90 年代初，世界卫生组织就提出三个 1/3 的观念：即 1/3 的癌症是可以预防的；1/3 的癌症如早期发现是可以治愈的;1/3 的癌症通过治疗可以减轻痛苦、延长寿命。营养与肿瘤关系密切,合理的膳食可以有效预防癌症的发生。

一、与恶性肿瘤有关的营养因素

1. 能量　过剩可导致超重或肥胖,而肥胖与结肠癌、直肠癌和乳腺癌的发病密切相关;与肝癌、胆囊癌、肾癌及子宫内膜癌的发病亦有一定关系。

2. 蛋白质　长期摄取高蛋白质膳食易诱发恶性淋巴瘤,而肝癌和食管癌的发病率较低;长期摄取低蛋白质膳食可使肝癌和食管癌的发病率升高,而降低乳腺癌的发病率。儿童时期就开始很少食用动物性蛋白质和脂肪,则会引起消化系统功能减退,消化酶分泌减少,增加胃癌的发病率。

3. 脂肪　高脂肪膳食可引起乳腺癌、肠癌、前列腺癌的发病率增高。含大量红肉(畜肉)的膳食很可能增加结肠癌、直肠癌的危险性,也可能增加胰腺癌、乳腺癌、前列腺癌和肾癌的危险性。

4. 膳食纤维　增加膳食中纤维的摄入,如蔬菜、水果及全成分谷物可降低结肠癌和乳腺癌的风险。

5. 维生素　维生素 A 缺乏易促使化学致癌物诱发肿瘤,胡萝卜素可降低肺癌、胃癌、肠癌、乳腺癌的危险性。维生素 C 对肿瘤的发生有抑制作用,可阻断某些致癌物在体内的合成,降低胃癌、食管癌的发病率。我国食管癌高发地区普遍缺乏新鲜蔬菜和水果,维生素 C 摄入量较低。

6. 矿物质　碘缺乏或过量都会增加甲状腺的危险性,缺碘还易发生乳腺癌。硒对多种肿瘤有抑制作用,包括肺癌、胃癌、食管癌、肠癌、乳腺癌等。铁缺乏可使人体内的化学致癌物的活性增强,消化系统恶性肿瘤发病率增加。钙缺乏可增加肠癌的危险性。

7. 乙醇　饮酒是肝癌、肠癌、乳腺癌的危险因素,危害程度与乙醇的浓度及饮酒的数量呈正相关。在口腔癌和食管癌的发生中乙醇和烟草协同作用使危险性成倍增加。

8. 其他膳食因素　大豆摄入量与乳腺癌、胰腺癌、结肠癌、肺癌和胃癌等许多癌症的发病率呈负相关,研究结果已经证明大豆中天然存在的化合物具有抗癌作用。此外,茶叶尤其是绿茶,对实验性肿瘤具有一定的预防作用。我国云南、广西、广东部分地区居民有嚼槟榔的习惯,国外调查报告指出嚼槟榔习惯与口腔、喉、食管、和胃肿瘤发生有关。膳食与肿瘤的关系见表 8-10。

表 8-10　膳食与肿瘤的关系

可能的危险因素	含大量红肉的膳食、高脂肪膳食、饮酒、食盐和腌制食品、霉变和变质的食物、熏烤和烧焦的食物
可能预防癌症的因素	植物性食物为主的膳食、膳食纤维、胡萝卜素、维生素 C、维生素 E、硒

二、营养治疗的原则

1. 合理营养,平衡膳食　满足患者对各种营养素的需要。选择食物要新鲜,多样化,多吃含维生素、矿物质、膳食纤维丰富的黄、绿色蔬菜,少吃油炸、烟熏和腌制的食品。不饮烈性酒,最好戒烟。情绪乐观,饮食有规律。

2. 补充抗氧化营养素　某些癌症如食管癌、胃癌、结肠癌以及乳腺癌等患者血中的超氧化物歧化酶均较正常人明显降低,而脂质过氧化物升高,这说明患者的抗氧化能力下降。因此,应注意维生素 A、维生素 C、维生素 E 和微量元素硒等抗氧化营养素的补充。

3. 根据病情和患者的营养状况,补充某些营养素　肿瘤患者常有不同程度的营养不良,如蛋白质、B 族维生素、维生素 C、钙等摄入不足。补充蛋白质可促进损伤组织的修复,提高机体的免疫功能,在补充蛋白质时可适当提高大豆蛋白的比例。对某些消化道癌前病变患者,补充叶酸、维生素 B_2、维生素 C、胡萝卜素等有预防癌变的作用。

三、预防措施

1. 合理的膳食结构　膳食结构对肿瘤的发生发展具有重要的影响。高脂肪、低膳食纤维的膳食可以使肠癌、乳腺癌的发病率升高。合理的膳食结构可参考中国营养学会建议的中国居民膳食指南和平衡膳食宝塔。

2. 改善饮水水质　消化道肿瘤的发病率与饮水的污染有着密切的联系。胃癌、食管癌的发生与饮水有关,改善饮水水质可降低肝癌发病率。因此,从水源选择、水源保护和水质的净化消毒方法等方面改善饮水水质,对预防消化道肿瘤有重要意义。

3. 改变不合理的烹调、加工方法　合理的烹调、加工方法能减少致癌、致突变物质的产生,因此食物在加工过程中,应尽量减少煎烤的时间。选择新鲜不变质的食物并尽量采取低温冷藏的储藏方式。采取少盐膳食,少食或不食腌制品。

4. 保持良好的心态并养成良好的饮食习惯　胃癌的流行病学调查资料表明,长期暴饮暴食、无规律进食、高盐饮食、喜食过烫食物、常饮烈性酒等不良的饮食习惯和长期心情抑郁是胃癌的高危因素。因此,养成良好的饮食习惯,保持开朗乐观的情绪对于预防消化道肿瘤的发生具有重要意义。

5. 经常食用具有防癌抗癌作用的食物　新鲜蔬菜是最好的防癌食物,具有防癌作用的食物还有菌类、豆类、水果等。

链接

世界癌症研究基金会提出了14条防癌症的膳食与保健建议

1. 食物要多样　每餐应包括各种蔬菜、水果、豆类和粗加工的谷类。

2. 保持适宜体重　避免体重过轻或过重,在成年后要限制体重增幅不超过 5 千克。

3. 保持体力活动　坚持体育锻炼,如果工作时活动少或仅有轻微活动,每天应进行约 1 小时快走或类似的运动量,每周还要进行 1 小时出汗的剧烈运动。

4. 多吃蔬菜、水果　每天要吃五种或五种以上蔬菜、水果 400～800g。

5. 以植物性食物为主　多吃富含淀粉和蛋白质的植物性食物,尽量少吃精加工食品和甜食,限制精制糖的摄入。

6. 不要饮酒,尤其反对过度饮酒　如饮酒,男性应限制 1 天不超过两杯,女性不超过一杯(一杯酒相当于 250ml 啤酒、100ml 果酒或 25ml 白酒),孕妇、儿童及青少年应不饮酒。

7. 少吃红肉　红肉包括牛、羊、猪肉及其制品。红肉的摄入量每日应少于 80g,低于总能量的 10%,最好选择鱼类和禽类替代红肉。

8. 限制脂肪　总脂肪和油类提供的能量应占总能量的 15%～30%,限制动物性脂肪的摄入,选择植物油也应适量。

9. 少吃盐　限制腌制食品的摄入并控制烹调盐和调料盐的使用,成人每日不应超过 6g。

10. 防止食物污染　不要使用在常温下存放时间过长可能受真菌毒素污染的食物。

11. 食品要低温存放　易腐败食物用冷藏或其他适当方法保存。

12. 食品添加剂和残留物应符合安全限量。

13. 注意食品烹调方法　不吃烧焦的食物,烤鱼、烤肉时应避免肉汁烧焦;少吃炙烤、熏制和烟熏的肉和鱼,最好选用煮、蒸、炒的食物。

14. 采用有利于减少癌症危险的膳食模式,而不用膳食补充剂　如果能遵循上述膳食建议,一般无需服用膳食补充剂。

如果能实施这 14 条防癌建议,将最终可使全世界癌症发病率减少 30%～40%,相当于每年减少 300 万～400 万肿瘤患者。

小结

营养治疗对疾病的发展和转归有十分重要的作用和影响。由于患者病情轻重不一,消化吸收功能各异,同一疾病状态下有时需要不同的营养治疗方案,因此,营养治疗应当在一般原则指导下,结合患者病情与病程发展情况,有针对性地合理实施。营养治疗应以调整代谢失调为目的,营养治疗中应了解、观察、记录、分析患者的病情和营养状况制订营养治疗方案,同时应有针对性地开展营养健康教育和具体的膳食指导,帮助患者纠正不良的饮食习惯,合理安排一日三餐,促进疾病早日康复。

自测题

一、名词解释

1. 食物血糖指数　2. 食物交换份

二、填空题

1. 缺铁性贫血患者应增加膳食中铁的摄入量,纠正＿＿＿＿、＿＿＿＿等不良的饮食习惯。日常膳食应多选择含铁丰富并且吸收率高的食物如＿＿＿＿、＿＿＿＿、＿＿＿＿等。

2. 冠心病患者应在平衡膳食的基础上控制和＿＿＿＿,限制饱和脂肪酸和＿＿＿＿,保证充足的膳食纤维和多种维生素,补充适量的矿物质和抗氧化营养素。

3. 糖尿病营养治疗的目的是帮助患者恢复和维持正常的＿＿＿＿、＿＿＿＿水平和达到理想体重,预防和减少＿＿＿＿的发生。

4. 肥胖症的饮食治疗主要是控制膳食中＿＿＿＿摄入量,同时应加强＿＿＿＿。

5. 骨质疏松症患者应注意补钙,首选的食物是＿＿＿＿,同时应经常晒晒太阳以补＿＿＿＿。

6. 慢性肾炎营养治疗的原则是补充＿＿＿＿,采用＿＿＿＿饮食、利尿消肿、保证能量和其他营养素的供给,纠正贫血。

7. 某些癌症患者的抗氧化能力下降,因此,应注意＿＿＿＿、＿＿＿＿等抗氧化营养素的补充。

8. 缺铁性贫血患者多出现在＿＿＿＿、＿＿＿＿、＿＿＿＿、＿＿＿＿、＿＿＿＿等人群。

9. 高血压患者营养应控制膳食中钠盐的摄入量,适当增加＿＿＿＿、＿＿＿＿等无机盐的摄入量。

10. 急性肾炎主要临床表现有＿＿＿＿、＿＿＿＿、＿＿＿＿、＿＿＿＿等。

三、选择题

1. 高脂血症和冠心病患者应限制膳食中的(　　)
   A. 饱和脂肪酸　B. 单不饱和脂肪酸
   C. 多不饱和脂肪酸　D. 磷脂
   E. 植物固醇

2. 减少下列哪种物质的摄入量可降低高血压发病率(　　)
   A. 钾盐　B. 钠盐　C. 钙　D. 镁　E. 铁

3. 冠心病应少吃的食物为(　　)
   A. 蔬菜　B. 粮食　C. 动物内脏
   D. 黑木耳　E. 豆制品

4. 糖尿病治疗的基本方法是(　　)

A. 饮食疗法　B. 运动法　C. 口服降糖药物
D. 注射胰岛素　E. 定期检测血糖

5. 食物交换份表中不同种类的每份食物可提供基本相同的(　　)
   A. 蛋白质　B. 脂肪　C. 糖类
   D. 能量　E. 维生素

6. 下列哪一种疾病患者应给予低嘌呤膳食(　　)
   A. 高血压　B. 糖尿病　C. 冠心病
   D. 肾炎　E. 痛风

7. 老年人骨质疏松的危险因素不包括(　　)
   A. 钙摄入不足　B. 磷摄入不足
   C. 长期卧床　D. 缺少运动
   E. 经常喝浓咖啡

8. 慢性肾衰竭患者临床上常用麦淀粉作为主食或代替部分主食,目的是减少哪一种营养素的摄入(　　)
   A. 蛋白质　B. 脂肪　C. 糖类
   D. 膳食纤维　E. 食盐

9. 患者,女性,52岁,患骨质疏松症数年,平时有腰背酸痛,在膳食上应建议其(　　)
   A. 避免刺激性食物
   B. 多喝水,每日饮水 2000ml
   C. 多吃粗粮、杂粮
   D. 多使用牛奶及其制品

E. 少吃豆制品

10. 下列哪种营养素缺乏可导致骨质疏松症(　　)
    A. 脂肪　B. 糖　C. 维生素 D
    D. 磷　E. 膳食纤维

11. 急性肾炎宜少吃的食物(　　)
    A. 大米　B. 燕麦　C. 山药
    D. 咸鱼　E. 蛋清

12. 消化道溃疡患者宜选择食物是(　　)
    A. 玉米　B. 芹菜　C. 韭菜
    D. 生萝卜　E. 黄瓜

13. 高血压患者宜选择食物是(　　)
    A. 芹菜　B. 咸鱼　C. 螃蟹
    D. 辣椒　E. 蛋黄

14. 缺铁性贫血患者宜选择食物是(　　)
    A. 苋菜　B. 猪肝　C. 浓茶
    D. 牛奶　E. 浓咖啡

四、问答题

1. 如何预防缺铁性贫血?
2. 试述高血压的营养治疗原则和膳食要求。
3. 消化性溃疡患者的饮食应注意哪些问题?
4. 叙述糖尿病的营养治疗原则及膳食要求。
5. 简述原发性高血压的营养原则。
6. 简述胆石症和胆囊炎的营养原则。

实习1 编制中职学生一日食谱

【实习内容】

某中等职业学校女生(中等体力劳动),18～20岁,全天在学校食堂用餐。请为该学校学生编制一份一日食谱。

(1)确定一日膳食中能量与三大营养素摄入量。依据 DRIs,可确定能量和蛋白质摄入量。按照三大营养素的合适比例,计算出脂肪、糖类摄入量。

(2)确定每日膳食中各类食物的基本数量。

(3)在每一类食物中选择具体的食物品种并确定用量。选择时应注意食物多样化,并考虑到用膳者的经济条件、饮食习惯和市场供应情况(实习表1)。

实习表1　食物选择

食物类别	数量(g)	食物名称	估计用量(g)	调整后用量(g)
谷类				
蔬菜、水果				
肉、禽、蛋、鱼虾				
奶类、豆类				
油脂及调味品				

(4)查食物成分表或应用营养计算软件,计算出选择的食物中能量和各种营养素的含量。应用食物成分表计算时需将食物重量换算成可食重量(表中数据以 100g 可食用部分计),再查表计算出各种营养素的含量(实习表2)。

实习表2　计算表

操作步骤	显示	说明
50×88％＝	44	换算成可食重量(g)
44÷100＝	0.44	以 100g 可食部分计算
0.44×144＝	63	可提供能量(kcal)
0.44×13.3＝	5.9	可提供蛋白质(g)
0.44×8.8＝	3.9	可提供脂肪(g)
0.44×234＝	103	可提供维生素 A(μgRE)
……		可提供其他营养素

注:计算时保留小数位数与《食物成分表》中该营养素保留小数位数一致;能量单位可采用 kcal 计算,维生素 A 采用视黄醇当量(μgRE)计算。

【实习案例1】

市场上买来的一只鸡蛋重 50g,查食物成分表,计算出能量和各种营养素含量(可使用计算器)。

1) 食物重量(g)×可食部分(%)＝可食重量(g)。

2) [可食重量(g)÷100]×表中数据＝食物中某种营养素含量。

食物中能量或某种营养素含量＝[(食物重量(g)×可食部分(%))÷100]×表中数据

3) 将各种食物中能量和营养素的数量相加,即为全天膳食中能量和营养素摄入量。

4) 将计算结果与推荐摄入量(RNI)或适宜摄入量(AI)比较(实习表3),若相差过多,可对食物的品种和数量(实习表1)进行适当的调整。

实习表3　选择的食物营养素含量与推荐摄入量或适宜摄入量比较

食物类别	食物名称	数量(g)	能量(kcal)	蛋白质(g)	钙(mg)	铁(mg)	维生素A(μgRE)	维生素B₁(mg)	维生素B₂(mg)	维生素C(mg)
合计 RMI 或 AI 比较/%										

（5）将选择的食物合理分配到一日三餐(实习表4),荤素搭配并确定烹调方法,按一日三餐列出食谱。

实习表4　一日食谱

餐次	饭菜名称	食物原料名称	食物重量(g)
早餐			
午餐			
晚餐			

注:食物重量为烹调前食物的生重

（6）对该食谱进行评价,包括膳食结构、能量和各种营养素含量、三大营养素比例、三餐能量分配及烹调方法等。

（7）在一日食谱的基础上,可进一步制定出一周食谱。食物数量不必每天计算,只要确定出一个各类食物的基本消费量,适当调换食物品种即可。调换时要以粮换粮,以豆换豆,以蔬菜换蔬菜;同时经常变换烹调方法,使每日膳食多样化。

实习 2   膳食调查与评价

【实习目的】

1. 掌握膳食调查的基本方法。

2. 熟悉膳食计算的一般步骤。

3. 学会对膳食调查结果进行科学分析与评价。

【实践课时】

2 学时

【实习步骤】

1. 采用 24 小时回顾法,记录本人一日摄入的食物名称、重量。各种饭菜要折合成食物原料重量(实习表5),市场购买的熟食、水果和包装食品可按实际重量计算。

实习表 5   学生一日膳食组成

餐别	饭菜名称	食物原料名称	原料重量(g)

附:常见食物重量估计(实习表 6)

实习表 6   常见食物重量估计

食物名称	单位	重量(生重)		备注
		克	两	
大米饭	1 小标准碗	75	1.5	碗直径 12cm
	1 大标准碗	150	3	碗直径 16cm
大米粥	1 小标准碗	30	0.6	
	1 大标准碗	50	1	
馒头	1 个	100	2	自制品需根据大小折算
面条(湿切面)	1 小标准碗	30	0.6	每 500g 湿面折合面粉400g,
	1 大标准碗	50	1	150g 湿面折合面粉120g
面条(干切面)	1 小标准碗	75	1.5	干面条按面粉重量计算
	1 大标准碗	100	2	
包子	1 个	50	1	小笼包:3~4 个/50g
饺子	平均 6 个	50	1	面粉重量,不包括馅
馄饨	9~10 个	50	1	面粉重量,不包括馅

续表

食物名称	单位	重量（生重）		备注
		克	两	
油条	1根	50	1	
油饼	1个	70～80	1.4～1.6	
炸糕	1个	50	1	糯米粉35g，红小豆15g
鸡蛋	1个	50		
苹果	1个	150		
蔬菜	1份	100～150		

2. 将一日三餐摄取的食物名称、重量填入实习表7。

查食物成分表（见附表）或应用营养计算软件，计算一日膳食中能量和各种营养素的摄取量。

实习表7　一日膳食食物成分计算表

餐次	食物名称	重量(g)	可食用部分(%)	蛋白质(g)	脂肪(g)	糖类(g)	能量(kcal)	钙(mg)	铁(mg)	胡萝卜(mg)	维生素A(mg)	维生素B₁(mg)	维生素B₂(mg)	烟酸(mg)	维生素C(mg)

【实习案例2】

如何计算食物中各种营养素和能量的含量？

市场上买来一个鸡蛋重50g，通过查食物成分表，计算出能量和各种营养素的含量。计算结果见实习表8。

实习表8　计算结果

操作步骤	显示	说明
50×88%＝	44	换算成可食重量(g)
44÷100＝	0.44	以100g可食用部分计算
0.44×156＝	68.64	可提供的能量(kcal)
0.44×12.8＝	5.6	可提供蛋白质(g)
0.44×11.1＝	4.9	可提供脂肪(g)
其他营养素含量计算方法同上		

3. 膳食中能量和各种营养素摄入量与DRIs比较并进行评价（实习表9）

参考标准：一般认为，能量可有±5％的出入，其他营养素允许有±10％的出入，即摄入量占推荐量的百分比在90％～110％范围内均正常；若低于80％，说明体内储存量降低，可能出现缺乏症状；若低于60％。说明严重不足，易引起相应缺乏症的出现。

实习表 9 膳食营养素评价表

营养素	蛋白质(g)	脂肪(g)	糖类(g)	能量(kcal)	钙(mg)	铁(mg)	胡萝卜素(mg)	维生素A(mg)	维生素B$_1$(mg)	维生素B$_2$(mg)	烟酸(mg)	维生素C(mg)
摄入量												
推荐量												
摄入量/推荐量(×100%)												

4. 膳食结构与"平衡膳食宝塔"比较(实习表 10)

实习表 10 膳食结构与"平衡膳食宝塔"比较

食物类别	摄入量(g)	平衡膳食宝塔建议量(g)	比较(±)
谷类		350	
蔬菜		450	
水果		400	
肉、禽		75	
蛋类		50	
鱼、虾		75	
奶类		300	
大豆类		40	
烹调油		30	

5. 能量的食物来源(实习表 11)

实习表 11 能量的食物来源

食物来源	提供能量(kcal)	占总能量的比例(%)
谷类		
其他植物性食物		
动物性食物		
纯能量食物		
合计		

6. 蛋白质的食物来源(实习表 12)

实习表 12 蛋白质的食物来源

类别	摄取量(g)	占蛋白质总摄入量的百分比(%)
动物类		
大豆类		
粮谷类		
蔬菜类		
合计		

参考标准:在蛋白质摄入量满足人体需求的情况下,动物性蛋白质和大豆蛋白质总摄取量的比值在 30% 以上,可以认为蛋白质来源质量良好,如该比值低于 10%,则认为蛋白质来源质量差。

7. 产能营养素占总能量的比例(见实习表 13)

实习表 13　能量来源分配

类别	摄入量(g)	产生能量(kcal)	占总能量的百分比(%)	标准(%)
蛋白质				10~15
脂肪				20~30
糖类				55~65
合计				100

参考标准:根据我国膳食结构特点,糖类提供的能量占总能量的 55%~65%,蛋白质占 10%~15%,脂肪占 20%~30% 比较适宜。

8. 三餐能量分配(见实习表 14)

参考标准:一般情况下,一日三餐能量分配比例为 3∶4∶3,即早餐提供能量占全天总能量的 30%,午餐占 40%,晚餐占 30% 比较适宜。

实习表 14　一日三餐能量分配

餐次	摄入能量(kcal)	占全天能量总摄入量的百分比(%)	推荐标准(%)
早餐			30
午餐			40
晚餐			30
合计			100

【评价与建议】

根据以上膳食调查计算所得结果进行评价,评价内容包括:

1. 调查对象的一日膳食中营养素和能量是否符合膳食营养素参考摄入量标准?

2. 摄入的营养素和能量是否存在不足或过剩?

3. 优质蛋白质的来源是否合理?

4. 一日三餐的能量分配是否合理,如何进行调整?

实习3 糖尿病患者食谱编制

【应用食物交换份法编制】

一日食谱举例:

患者,女性,45岁,身高165cm,体重55kg,从事办公室工作。目前口服降糖药治疗,一般情况较好,无其他并发症。应用食物交换份法为患者编制一份一日食谱。

1. 计算全天能量的供给量

(1) 计算标准体重:

$$标准体重(kg)=身高(cm)-105=165-105=60kg$$

(2) 判断体重是否正常或肥胖、消瘦;实际体重÷60kg=92%在正常体重范围内。

(3) 计算全天能量供给量:患者从事轻体力劳动,能量的供给量标准为30kcal/kg(按标准体重计算)。

$$全天的能量供给量=30kcal/kg×60kg=1800kcal$$

2. 计算三大营养素的供给量 根据三大营养素的能量系数及其在总能量中的适宜比例计算:

$$糖类(1800kcal×60\%)÷4kcal/g=270g$$
$$蛋白质(1800kcal×15\%)÷4kcal/g=68g$$
$$脂肪(1800kcal×25\%)÷9kcal/g=50g$$

3. 根据能量红脊梁确定全天各类食物的交换份数(可参考第8章表8-11) 按全天供给能量1800kcal计算,共需要各类食物21份。其中谷类11份、蔬菜1份、肉类4份、奶类2份、水果1份、油脂2份。

4. 将以上食物分配到一日三餐,确定各餐各类食物的交换份数 患者全天能量的供给量为1800kcal,膳食中总的食物交换份数为21份,按照早、中、晚各餐分别占全天总能量的20%、40%、40%左右计算,三餐食物分配(实习表15)。

实习表15 三餐食物分配

食物类别	谷类	蔬菜	肉类	乳类	水果	油脂	合计/份
早餐(份)	2		2				4
中餐(份)	5	0.5	2		1	1	9.5
晚餐(份)	4	0.5	2			1	7.5
合计(份)	11	1	4	2	1	2	21

5. 查食物交换份表 见第8章表8-12,确定各餐食物品种、数量,选择食物时应考虑食品供给情况及患者的饮食习惯。将各种食物合理搭配并确定烹调方法,编制一日食谱。

6. 糖尿病患者一日食物举例(实习表16)。

实习表16 糖尿病患者一日食物举例

餐别	份数	食品	重量(g)	糖类(g)	蛋白质(g)	脂肪(g)
早餐	2	稀饭(大米)	50	35	3.2	0.8
	2	菜包子(菜不计)	50	35.2	4.4	0.2
	1	鸡蛋	50	0.8	6.9	5.5
		胡萝卜丝少许	不计			
午餐	5	米饭	125	87.5	8	2
	1.5	菜花炒肉片(瘦肉)	35	0.3	6	10.3
	1	炒黄豆芽	90	6.2	10	1.7
	1	烹调用豆油	9			9
晚餐	5	米饭	125	87.5	8	2
	1	红烧鲫鱼	115	0.3	13	3
	1	炒青菜	400	8.8	8	1.5
	1	烹调用豆油	9			9
总计	21.5			261.6	67.5	45.0
占总能量 百分比				62.2	15.3	22.5

【实习内容】

某糖尿病患者,男性,54 岁,身高 172cm,体重 70kg,职业教师(轻体力活动)。目前用胰岛素治疗,病情稳定。患者习惯每天喝一杯牛奶,吃一个水果。请应用食物交换份法为患者设计一份一日食谱。

1. 计算全天能量供给量

患者的标准体重(kg)=身高(cm)−105

全天能量供给量=能量供给标准(kcal/kg·d)×标准体重(kg)

三大营养素供给量(g):

糖类(占总能量的 60%)=

脂肪(占总能量的 25%)=

蛋白质(占总能量的 15%)=

2. 根据患者全天的能量供给量确定各类食物的交换份数并分配到各餐(实习表17)。

实习表17 患者一天食物交换份数

食物类别	合计(份)	早餐(份)	午餐(份)	晚餐(份)
谷类				
蔬菜				
水果				
瘦肉				
乳类				
油脂				
合计(份)				

以上食物约提供能量_____ kcal、蛋白质_____ g、脂肪_____ g、糖类_____ g、(可参考第 8 章表 8-7)

3. 应用食物交换份表为患者设计一份一日食谱,见实习表 18。

实习表 18   患者一日食谱

餐次	饭菜名称	食物(原料)名称	食物重量(g)
早餐			
午餐			
晚餐			

4. 问题   你认为以上食谱还有哪些需要改进的地方?

实习4　匀浆膳的配制

【目的要求】

1. 熟悉匀浆膳的定义及特点。

2. 了解匀浆膳的适用人群。

3. 掌握匀浆膳的配制方法。

【时间安排】

2 小时

【定义】

匀浆膳是根据人体的营养需要及饮食特点,由多种食物混合后经搅碎机搅碎制成的膳食。是一种热能和营养素充足、比例恰当、营养成分齐全的平衡膳食。

【特点】

1. 匀浆膳所含营养成分与正常的膳食相似,并且各种营养素由天然食物提供。能满足中国营养学会推荐的每日膳食营养素参考摄入量要求。

2. 匀浆膳食内含膳食纤维,可预防由于患者长期卧床,肠蠕动差所引起的便秘。

3. 在体外被粉碎,溶解度好,容易消化。并且其 pH、渗透压适中,因此,对胃肠道无刺激,不易引起腹胀、腹泻。

4. 匀浆膳食还可根据不同患者,不同疾病需要,随时更改和增减营养配方,充分满足患者需要,如免奶匀浆膳,低脂匀浆膳,素食匀浆膳等。

5. 能根据患者的饮食习惯进行配制,调配成咸、甜等不同口味供患者选用。

6. 配制方便,减少污染机会。

【功能】

1. 由于配制方便,可以减轻医护人员及患者家属的护理强度。

2. 意识障碍患者由鼻饲管输入匀浆液,可以保护胃肠黏膜、维护消化系统正常生理功能。

3. 可以提供机体需要的能量和各种营养素,改善患者整体营养状况,提高机体免疫力,减少术后感染和并发症的发生。

【适用人群】

本品适用于消化道功能正常而进食困难的患者以及需要进行营养支持的人群。

1. 咀嚼和吞咽困难者。

2. 意识障碍或昏迷者。

3. 畏食或其相关的疾病。

4. 慢性消耗性疾病。

5. 营养不良患者的手术前喂养。

6. 疾病康复期。

需要注意的是匀浆膳食对胃肠道外瘘、急性胰腺炎的患者要慎用。

【内容和方法】

匀浆膳食是将正常人的饮食去刺和去骨后,在电动搅碎机内磨碎成均匀的混合饮食,国外已有商品出售的匀浆膳食,而国内所有匀浆膳食多是在医院营养室自行配制。匀浆膳的配制方法与步骤如下。

1. 匀浆膳食配方的制定

举例:请配制 1000ml 能量密度为 1kcal(4.1868kJ)/ml 的匀浆膳食。

(1)营养素计算:1000ml 匀浆膳食中含热能 4186.8kJ(1000kcal)。

按照平衡膳食的要求:蛋白质供能应占全天总热能的 10%～15%,脂肪提供的热能应占全天所需总热能 20%～30%,糖类供能应占全天所需总热能的 55%～65%。结合蛋白质,脂肪、糖类的产热系数分别为 4kcal/g、9kcal/g、4kcal/g,计算如下:

蛋白质量＝总热能(kcal)×15%÷4kcal/g＝1000×15%÷4kcal/g＝37.5(g)

脂肪量＝总热能(kcal)×30%÷9kcal/g＝1000×30%÷9kcal/g＝33(g)

糖类量＝总热能(kcal)×55%÷4kcal/g＝1000×55%÷4kcal/g＝137.5(g)

(2) 固定 1000ml 匀浆膳食中常用的食物用量:如牛奶 250ml、蔬菜 250g(红、胡萝卜 100g、菠菜 150g)。注意可以按照平衡膳食宝塔中的食物种类进行选择即粮谷类、果蔬类、动物性食品、奶豆类、油脂类。

(3) 查食物成分表

1) 以上三种食物中含糖类为 8.5＋8＋4.5＝21g;含蛋白质为 7.5＋1＋4.5＝13g;含脂肪为 8g(蔬菜中的脂肪忽略不计)。

2) 用每天应摄入的糖类总量(137.5g)减去以上常用食物中糖类量(21g),得谷类食物中糖类的量为 116.5g,查食物成分表,相当于馒头 245g。(馒头生熟比为 1:1.5,相当于标准粉 163 克)

3) 245g 馒头中含蛋白质 18.3g。

4) 用每天应摄入的蛋白质总量(37.5g)减去以上常用食物和主食中的蛋白质量(13g＋18.3g),得肉类食物中蛋白质 6.2g,查食物成分表,相当于瘦猪肉 30g。

5) 30g 瘦猪肉中的脂肪含量约为 1.9g。

6) 每天应摄入的脂肪总量(33g)减去常用食物、主食和肉类食物中的脂肪量(8g＋2.4＋1.9g),得油类用量为 21g。

7) 1000ml 能量密度为 1kcal(4.1868kJ)/ml 的匀浆膳食配方为:馒头 245g、蔬菜 250g(红萝卜或胡萝卜 100g、菠菜 150g)、瘦猪肉 30g、牛奶 250ml、油 21g、盐 2～3g,然后用水加至 1000ml 制成匀浆。

注意:如果使用匀浆膳的时间较长,需要对配制的匀浆膳进行营养素供给的评价,了解匀浆膳提供的营养素是否真正能满足中国营养学会推荐的每日膳食营养素参考摄入量要求,如不能完全满足,应及时对匀浆膳的配方做调整使其达到摄入量标准要求。

2. 匀浆膳食的配方举例　匀浆膳食的配方可根据以上的计算过程进行热能和营养素的计算,在临床上主要根据患者的病情确定热能和营养素的量,并依个人饮食习惯自行配制。可选择的食物有:

粮谷类:米饭、粥、面条、馒头等。

果蔬类:白菜、胡萝卜、油菜、菠菜、白萝卜、冬瓜、土豆等。

动物性食品:鸡肉、瘦猪肉、猪肝、鸡蛋、鱼、虾等。

奶豆类:牛奶,豆浆以及豆腐、豆干等。

油脂类:植物油。

配方举例：

（1）浓米汤 350ml、蔬菜 250g、瘦猪肉 50g、鸡蛋 1 个、鲜牛奶 600ml、绵白糖 50g、香油 10g 及食盐 3g 混合煮熟后可用电动捣碎机磨碎食物成匀浆。

（2）软大米饭 50g、红萝卜或胡萝卜 100g、煮鸡蛋 50g、煮猪肝 50g、豆腐 50g、牛奶 400ml、热植物油 10g、绵白糖 60g、盐 2g，加水搅成糊状匀浆。

3. 匀浆膳食的制作方法举例　将馒头去掉外皮，蔬菜清洗干净后炒熟，鸡肉、瘦猪肉、鱼、虾等去骨、去皮、去刺后清洗干净，切成小块煮熟或炒熟，鸡蛋煮熟后去壳分成块，然后将每餐所需要的食物全部混合，加适量水一起用搅碎机捣碎搅匀，待全部搅成无颗粒糊状后再加食盐 1～2g/餐即可。匀浆膳食可以口服或管饲，应根据病情选择进食方式，另外要鼓励多进食。

参 考 文 献

蔡美琴,史奎雄,王少墨等.2001.医学营养学.上海:上海科学技术出版社

陈均,刘定梅,袁泉等.2007.营养与膳食.北京:科学出版社

陈均.2007.营养与膳食.北京:科学出版社

杜希贤.1999.营养与食品卫生.第3版.北京:人民卫生出版社

葛可佑.2005.中国营养师培训教材.北京:人民卫生出版社

葛可佑.2007.公共营养师培训教材.北京:中国劳动社会保障出版社

葛可佑.2009.中国营养师培训教材.北京:人民卫生出版社

蒋钰.2006.美容营养学.北京:科学出版社

焦广宇,蒋卓勤.2001.临床营养学.北京:人民卫生出版社

李胜利.2007.营养与膳食.第2版.北京:科学出版社

刘锜.2008.营养与膳食指导.第2版.北京:人民卫生出版社

钱建亚,熊强.2006.食品安全概论.南京:东南大学出版社

孙长颢,孙秀发,凌文华.营养与食品卫生学.第6版.北京:人民卫生出版社

张爱珍,王慧铭,马静等.2000.临床营养学.北京:人民卫生出版社

目标检测选择题参考答案

第2章

1.D 2.C 3.D 4.C 5.D 6.C 7.D 8.C 9.C 10.E 11.B 12.E 13.B 14.C 15.E 16.B
17.C 18.D 19.C 20.A 21.B 22.C 23.E

第3章

1.B 2.E 3.D 4.B 5.C 6.A 7.E 8.E

第4章

1.A 2.D 3.E

第5章

1.E 2.A 3.B 4.C 5.D 6.B 7.D 8.D 9.B 10.B 11.D

第6章

1.E 2.E 3.B

第7章

单项选择题

1.A 2.E 3.C 4.A 5.D 6.C 7.A 8.C 9.D

多项选择题

1.ABD 2.ABCD

第8章

1.A 2.B 3.C 4.A 5.D 6.E 7.E 8.A 9.D 10.D 11.D 12.A 13.A 14.B

营养与膳食教学基本要求

一、课程性质和任务

营养与膳食是中高等职业学校护理、涉外护理、助产、检验等相关医学专业的一门必修课程。其内容包括绪论、营养素与热能、不同生理人群的营养、各类食物的营养价值、合理营养及评价、食品安全与食品科学、医院膳食、常见疾病的营养等基本知识。通过学习,学生掌握营养学的基本知识和基本技能为今后的临床和社区工作奠定基础。

二、课程教学目标

（一）知识教学目标

(1) 掌握人体对能量和营养素的需要。

(2) 掌握平衡膳食的概念,熟悉各类食品的营养价值。

(3) 理解特殊人群的营养和常见疾病的营养治疗原则。

(4) 了解医院膳食的种类、特点及使用对象。

（二）能力培养目标

(1) 对营养缺乏人群及个体进行营养指导。

(2) 根据食物成分表合理选择食物,编制各类人群的食谱。

(3) 对特定人群和常见疾病患者进行膳食指导。

（三）思想教育目标

(1) 明确学习目的,理解营养与膳食在护理工作中的重要性。

(2) 培养认真、严谨的工作态度和良好的职业道德。

三、教学内容和要求

教学内容和要求见下表。

基础模块

教学内容	教学内容		
	了解	理解	掌握
一、绪论			
1. 营养学的基本概念			√
2. 营养学发展简史及在医学中的地位	√		
3. 营养与健康的关系		√	
4. 学习营养与膳食的目的与意义			
二、热能与营养素			
（一）能量			
1. 能量单位和能量系数			√

教学内容	教学内容		
	了解	理解	掌握
2. 决定热能需要的主要因素			√
3. 热能的来源与参考摄入量			√
（二）蛋白质			√
1. 蛋白质的生理功能			√
2. 必需氨基酸和氨基酸模式			
3. 食物蛋白质的营养价值评价	√		
4. 蛋白质的互补作用			√
5. 推荐摄入量及食物来源			√
（三）脂类			√
1. 脂类的功能			√
2. 必需脂肪酸			√
3. 供给量和食物来源			
（四）糖类			√
1. 糖类的分类和生理功能			√
2. 膳食纤维			√
3. 食物来源和参考摄入量			
（五）维生素			√
1. 维生素 A（视黄醇）			√
2. 维生素 D			√
3. 维生素 E（生育酚）			√
4. 维生素 B1（硫胺素）			
5. 维生素 B2（核黄素）			√
6. 烟酸			√
7. 叶酸			√
8. 维生素 C（抗坏血酸）			√
（六）无机盐及微量元素			√
1. 钙			√
2. 铁			√
3. 锌			√
4. 碘			
5. 硒			
三、不同生理人群的营养			
（一）孕妇和乳母的营养			
1. 孕妇营养	√		

教学内容	教学内容		
	了解	理解	掌握
2. 乳母营养	√		
（二）婴幼儿营养			
1. 婴儿营养	√		
2. 幼儿营养	√		
（三）儿童与青少年营养			
1. 儿童营养	√		
2. 青少年营养	√		
（四）老年人营养			
1. 老年人的生理特点	√		
2. 老年人的营养需要	√		
3. 老年人的合理膳食	√		
四、各类食物的营养价值			
（一）谷类食物的营养价值			
1. 谷类食物的结构和营养素分布		√	
2. 谷类的营养价值		√	
3. 谷类的合理利用			
（二）豆类及豆制品的营养价值			√
1. 豆类的营养价值	√		
2. 豆制营养价值的影响因素	√		
3. 豆类及其制品的合理利用			
（三）蔬菜和水果的营养价值			√
1. 蔬菜、水果的营养成分			√
2. 蔬菜、水果的合理利用		√	
（四）畜禽肉及水产类的营养价值		√	
1. 畜禽肉类的营养价值		√	
2. 水产类的营养价值		√	
3. 加工烹调对营养素的影响			
（五）奶类及奶制品的营养价值			
1. 奶的营养价值			√
2. 奶制品的营养价值			√
3. 合理利用			√
（六）蛋类及蛋制品的营养价值			
1. 蛋的营养价值	√		
2. 加工烹调对蛋类营养价值的影响	√		

教学内容	教学内容		
	了解	理解	掌握
（七）菌藻类的营养价值	√		
1. 菌藻类的营养价值			
2. 菌藻类食物的保健功能和合理应用			
五、合理营养及评价			
（一）合理营养			
1. 合理营养概述			
2. 膳食结构			√
（二）膳食指南与平衡膳食宝塔			√
1. 中国居民膳食指南			
2. 特定人群膳食指南			√
3. 中国居民平衡膳食宝塔			√
（三）营养调查与评价			√
1. 居民营养状况调查	√		
2. 营养调查的方法及评价	√		
3. 社会营养监测	√		
六、安全食品与食品科学	√		
（一）无公害农产品、绿色食品、有机食品	√		
1. 无公害农产品			
2. 绿色食品			
3. 有机食品			
（二）强化食品、保健食品、转基因食品	√		
1. 强化食品			
2. 保健食品			
3. 转基因食品			
七、医院膳食			
（一）基本膳食		√	
1. 普通膳食			
2. 软食			
3. 半流质膳食			
4. 流质膳食			
（二）治疗膳食和营养途径		√	√
1. 治疗膳食			√
2. 营养途径			

续表

教学内容	教学内容		
	了解	理解	掌握
（三）诊断试验膳食		√	
1. 潜血试验膳食			
2. 胆囊造影试验膳食			
3. 内生肌酐清除率试验膳食			
八、常见疾病患者的营养与膳食			
（一）缺铁性贫血	√		
1. 病因			
2. 临床表现			
3. 营养措施			
（二）心血管疾病	√		
1. 高血压的营养			
2. 冠心病的营养	√		
（三）胃肠道疾病		√	
1. 胃炎的营养		√	
2. 消化性溃疡的营养			
（四）肝胆疾病			√
1. 病毒性肝炎			√
2. 脂肪肝			
3. 肝硬化		√	
4. 胆石症和胆囊炎		√	
（五）肾脏疾病			
1. 急性肾炎		√	
2. 慢性肾炎		√	
（六）糖尿病		√	
1. 营养治疗原则	√		
2. 应用食物交换份法编制食谱			
（七）肥胖症			
1. 营养治疗原则			
2. 膳食要求			
（八）骨质疏松症			
1. 与骨质疏松症有关的营养因素			
2. 营养治疗和预防措施	√		
（九）痛风			√
1. 营养治疗原则			√

教学内容	教学内容		
	了解	理解	掌握
2. 膳食要求			√
（十）肿瘤			√
1. 与肿瘤有关的营养因素	√		
2. 营养治疗原则	√		
3. 预防措施			

实践模块

教学内容	教学要求		
	会	掌握	熟练掌握
1. 编制中职学生一日食谱	√		
2. 膳食调查与评价		√	
3. 糖尿病患者食谱编制		√	
4. 匀浆膳的配制	√		

学 时 分 配

教学内容	学时数		
	理论	实践	合计
1. 绪论	1		1
2. 热能与营养素	5		5
3. 不同生理人群的营养	4		4
4. 各类食物的营养价值	4		4
5. 合理营养及评价	2	2	4
6. 安全食品与食品科学	2		2
7. 医院膳食	2	4	6
8. 常见疾病患者的营养与膳食	8	2	10
合计	28	8	36

说明：

1. 本教学要求及作为教学参考，任课教师应根据本地区情况进行重点讲解。

2. 个别章节学时不足时可适当调节。

3. 教学过程可采用多种教学形式。

4. 发挥学生的主观能动性，以满足部分学生对知识的深层次追求。

附录1 中国居民膳食营养素参考摄入量

内容见附表1至附表5。

附表1 能量和蛋白质的 RNIs 及脂肪供能比

年龄(岁)	能量*				蛋白质		脂肪占能量百分比/%
	RNI/MJ		RNI/kcal		RNI/g		
	男	女	男	女	男	女	
0～	0.4MJ/kg		95kcal/kg**		1.5～3g/(kg·d)		45～50
0.5～							35～40
1～	4.60	4.40	1 100	1 050	35	35	
2～	5.02	4.81	1 200	1 150	40	40	30～35
3～	5.64	5.43	1 350	1 300	45	45	
4～	6.06	5.83	1 450	1 400	50	50	
5～	6.70	6.27	1 600	1 500	55	55	
6～	7.10	6.67	1 700	1 600	55	55	
7～	7.53	7.10	1 800	1 700	60	60	25～30
8～	7.94	7.53	1 900	1 800	65	65	
9～	8.36	7.94	2 000	1900	65	65	
10～	8.80	8.36	2 100	2 000	70	65	
11～	10.04	9.20	2 400	2 200	75	75	
14～	12.00	9.62	2 900	2 400	85	80	25～30
18～							20～30
体力活动 PAL⁻							
轻	10.03	8.80	2 400	2 100	75	65	
中	11.29	9.62	2 700	2 300	80	70	
重	13.38	11.30	3 200	2 700	90	80	
孕妇	＋0.84		＋200		＋5,＋15,＋2(		
乳母	＋2.09		＋500		＋20		
50～							20～30
体力活动 PAL⁻							
轻	9.62	8.00	2 300	1 900			
中	10.87	8.36	2 600	2 000			
重	13.00	9.20	3 100	2 200			
60～					75	65	20～30
体力活动 PAL⁻							
轻	7.94	7.53	1 900	1 800			
中	9.20	8.36	2 200	2 000			
70～					75	65	20～30
体力活动 PAL⁻							
轻	7.94	7.10	1 900	1 700			
中	8.80	8.00	2 100	1 900			
80～	7.74	7.10	1 900	1 700	75	65	20～30

＊表示各年龄组的能量的 RNI 值与其 EAR 值相同。＊＊表示 AI 值,非母乳喂养应增加20%。PAL⁻,体力活动水平。凡表中数字缺如之处表示未制定该参考值。

附表 2 常量和微量元素的 RNIs 或 AIs

年龄/岁	钙/(AI/mg)	磷/(AI/mg)	钾/(AI/mg)	钠/(AI/mg)	镁/(AI/mg)	铁/(AI/mg) 男	女	碘/(RNI/µg)	锌/(RNI/mg) 男	女	硒/(RNI/µg)	铜/(AI/mg)	氟/(AI/µg)	铬/(AI/µg)	锰/(AI/mg)	钼/(AI/µg)
0~	300	150	500	200	30	0.3		50	1.5		15(AI)	0.4	0.1	10		
0.5~	400	300	700	500	70	10		50	8.0		20(AI)	0.6	0.4	15		
1~	600	450	1 000	650	100	12		50	9.0		20	0.8	0.6	20		15
4~	800	500	1 500	900	150	12		90	12.0		25	1.0	0.8	30		20
7~	800	700	1 500	1 000	250	12		90	13.5		35	1.2	1.0	30		30
11~	1 000	1 000	1 500	1 200	350	16	18	120	18.0	15.0	45	1.8	1.2	40		50
14~	1 000	1 000	2 000	1 800	350	20	25	150	19.0	15.5	50	2.0	1.4	40		50
18~	800	700	2 000	2 200	350	15	20	150	15.0	11.5	50	2.0	1.5	50	3.5	60
50~	1 000	700	2 000	2 200	350	15		150	11.5		50	2.0	1.5	50	3.5	60
孕妇 早期	800	700	2 500	2 200	400	15		200	11.5		50					
中期	1 000	700	2 500	2 200	400	25		200	16.5		50					
晚期	1 200	700	2 500	2 200	400	35		200	16.5		50					
乳母	1 200	700	2 500	2 200	400	25		200	21.5		65					

凡表中数字缺如之处表示未制定该参考值。

附表 3 脂溶性和水溶性维生素的 RNIs 或 AIs

年龄/岁	维生素 A /(RNI)/μgRE	维生素 D /(RNI)/μg	维生素 E /(AI/mg α-TE*)	维生素 B₁ /(RNI)/mg	维生素 B₂ /(RNI)/mg	维生素 B₆ /(AI)/mg	维生素 B₁₂ /(AI)/μg	维生素 C /(RNI)/mg	泛酸 /(AI)/mg	叶酸 /(RNI)/μgDFE	烟酸 /(RNI)/mgNE	胆碱 /(AI)/mg	生物素 /(AI)/μg
0~	400(AI)	10	3	0.2(AI)	0.4(AI)	0.1	0.4	40	1.7	65(AI)	2(AI)	100	5
0.5~	400(AI)	10	3	0.3(AI)	0.5(AI)	0.3	0.5	50	1.8	80(AI)	3(AI)	150	6
1~	500	10	4	0.6	0.6	0.5	0.9	60	2.0	150	6	200	8
4~	600	10	5	0.7	0.7	0.6	1.2	70	3.0	200	7	250	12
7~	700	10	7	0.9	1.0	0.7	1.2	80	4.0	200	9	300	16
11~	700	5	10	1.2	1.2	0.9	1.8	90	5.0	300	12	350	20
	男 女			男 女	男 女						男 女		
14~	800 700	5	14	1.5 1.2	1.5 1.2	1.1	2.4	100	5.0	400	15 12	450	25
18~	800 700	5	14	1.4 1.3	1.4 1.2	1.2	2.4	100	5.0	400	14 13	500	30
50~	800 700	10	14	1.3	1.4	1.5	2.4	100	5.0	400	13	500	30
孕妇													
早期	800	5	14	1.5	1.7	1.9	2.6	100	6.0	600	15	500	30
中期	900	10	14	1.5	1.7	1.9	2.6	130	6.0	600	15	500	30
晚期	900	10	14	1.5	1.7	1.9	2.6	130	6.0	600	15	500	30
乳母	1 200	10	14	1.8	1.7	1.9	2.8	130	7.0	500	18	500	35

* 表示 α-TE=α-生育酚当量。凡表中数字缺如之处表示未制定该参考值。

附表 4　某些微量营养素的 ULs

年龄/岁	钙/mg	磷/mg	镁/mg	铁/mg	锌/mg 男	锌/mg 女	碘/µg	硒/µg	铜/mg	氟/mg	铬/µg	锰/mg	钼/µg	维生素A/µgRE	维生素D/µg	维生素B₁/mg	维生素C/mg	叶酸/µgDFE#	烟酸/mgNE*	胆碱/mg
0~				10				55		0.4							400			600
0.5~	2 000			30	13			80		0.8							500			800
1~	2 000	3 000	200	30	23			120	1.5	1.2	200		80	2 000	20	50	600	300	10	1 000
4~	2 000	3 000	300	30	23			180	2.0	1.6	300		110	2 000	20	50	700	400	15	1 500
7~	2 000	3 000	500	30	28		800	240	3.5	2.0	300		160	2 000	20	50	800	400	20	2 000
11~	2 000	3 500	700	50	37	34	800	300	5.0	2.4	400		280	2 000	20	50	900	600	30	2 500
14~	2 000	3 500	700	50	42	35	800	360	7.0	2.8	400		280	3 000	20	50	1 000	800	30	3 000
18~	2 000	3 500	700	50	45	37	1000	400	8.0	3.0	500	10	350	3 000	20	50	1 000	1 000	35	3 500
50~	2 000	3 500	700	50	37	37	1 000	400	8.0	3.0	500	10	350	3 000	20	50	1 000	1 000	35	3 500
孕妇	2 000	3 000	700	60	35		1 000	400						2 400	20		1 000	1 000		3 500
乳母	2 000	3 500	700	50	35		1 000	400							20		1 000	1 000		3 500

* 表示 NE 为烟酸当量。# 表示 DFE 为叶酸当量。60 岁以上磷的 UL 为 3 000mg。凡表中数字缺如之处表示未制定该参考值。

附表 5　蛋白质及某些微量营养素的 EARs

年龄/岁	蛋白质/(g/kg)	锌/mg 男	锌/mg 女	硒/µg	维生素A/µgRE*	维生素D/µg	维生素B₁/mg 男	维生素B₁/mg 女	维生素B₂/mg 男	维生素B₂/mg 女	维生素C/mg	叶酸/µgDFE
0~	2.25~1.25	1.5			375	8.8*						
0.5~	1.25~1.15	6.7			400	13.8*						
1~		7.4		17	300		0.4		0.5		13	320
4~		8.7		20			0.5		0.6		22	320
7~		9.7		26	700		0.5		0.8		39	320
11~		13.1	10.8	36			0.7	0.7	1.0	1.0	13	320
14~		13.9	11.2	40	700		1.0	0.9	1.3	1.0		320
18~	0.92	13.2	8.3	41			1.4	1.3	1.2	1	75	320
孕妇 早期		8.3		50								
中期	+5	+5		50							66	520
晚期	+5	+10		50								
乳母	+0.18			65						1.45	96	450
50~	0.92						1.3		1.4		75	320

* 表示 0~2.9 岁南方 8.88µg，北方地区为 13.8µg。# 表示 RE 为视黄醇当量。凡表中数字缺如之处表示未制定该参考值。

附录 2　常用食物成分表

常用食物成分表见附表 6

附表 6　食物成分表（食部 100 g）

食物类别	食物名称	食部/%	能量/kJ	能量/kcal	蛋白质/g	脂肪/g	膳食纤维/g	糖类/g	视黄醇当量/μg	硫胺素/mg	核黄素/mg	维生素C/mg	钙/mg	铁/mg	锌/mg
谷类及谷类制品	粳米（标一）	100	1 435	384	7.7	0.6	0.6	76.8		0.16	0.08		11	1.1	1.45
	粳米（特级）	100	1 397	334	7.3	0.4	0.4	75.3		0.08	0.04		24	0.9	1.07
	晚籼（特）	100	1 431	342	8.1	0.3	0.2	76.7		0.09	0.10		6	0.7	1.50
	籼米（标准）	100	1 452	347	7.9	0.6	0.8	77.5		0.09	0.04		12	1.6	1.47
	糯米（粳）	100	1 435	343	7.9	0.8	0.7	76.0		0.20	0.05		21	1.9	1.77
	糯米（紫红）	100	1 435	343	8.3	1.7	1.4	73.7		0.31	0.12		13	3.9	2.16
	富强粉	100	1 488	355	10.3	1.2	0.3	75.9	0	0.39	0.08	0	5	2.8	1.58
	小麦粉（标准粉）	100	1 439	344	11.2	1.5	2.1	71.5		0.28	0.08		31	3.5	1.64
	挂面（标准粉）	100	1 439	334	10.1	0.7	1.6	74.4		0.19	0.04		14	3.5	1.22
	挂面（精白粉）	100	1 452	347	9.6	0.6	0.3	75.7		0.20	0.04		21	3.2	0.74
	小米	100	1 498	358	9.0	3.1	1.6	73.5	17	0.33	0.10		41	5.1	1.87
	燕麦片	100	1 536	367	15.0	6.7	5.3	61.6		0.30	0.13		186	7.0	2.59
干豆类及豆制品	黄豆	100	1 502	359	35.1	16.0	15.5	18.6	37	0.41	0.20		191	8.2	3.34
	黄豆粉	100	1 749	418	32.8	18.3	7.0	30.5	63	0.31	0.22		207	8.1	3.89
	豆腐	100	339	81	8.1	3.7	0.4	3.8		0.04	0.03		164	1.9	1.11
	豆腐（南）	100	238	57	6.2	2.5	0.2	2.4		0.02	0.04		116	1.5	0.59
	腐竹	100	1 929	459	44.6	21.7	1.0	21.3		0.13	0.07		77	16.5	3.69

食物类别	食物名称	食部/%	能量/kJ	能量/kcal	蛋白质/g	脂肪/g	膳食纤维/g	糖类/g	视黄醇当量/μg	硫胺素/mg	核黄素/mg	维生素C/mg	钙/mg	铁/mg	锌/mg
干豆类及豆制品	千张	100	1 088	260	245.5	16.0	1.0	4.5	5	0.04	0.05		313	6.4	2.52
	香干	100	615	147	15.8	7.8	0.8	3.3	7	0.04	0.03		299	5.7	1.59
	豆浆	100	54	13	1.8	0.7	1.1	0.0	15	0.02	0.02		10	0.5	0.24
	赤小豆	100	1 293	309	20.2	0.6	7.7	55.7	13	0.16	0.11		74	7.4	2.20
	绿豆	100	1 322	316	21.6	0.8	6.4	55.6	22	0.25	0.11		81	6.5	2.18
	豌豆	100	1 310	313	20.3	1.1	10.4	55.4	42	0.49	0.14		97	4.9	2.35
鲜豆类	扁豆	91	155	37	2.7	0.2	2.1	6.1	25	0.04	0.07	13	38	1.9	0.72
	蚕豆	31	435	104	8.8	0.4	3.1	16.4	52	0.37	0.10	16	16	3.5	1.37
	黄豆芽	100	184	44	4.5	1.6	1.5	3.0	5	0.04	0.07	8	21	0.9	0.54
	毛豆	53	515	123	13.1	5.0	4.0	6.5	22	0.15	0.07	27	135	3.5	1.73
	豇豆	97	121	29	2.9	0.3	2.3	3.6	42	0.07	0.09	19	27	0.5	0.54
	绿豆芽	100	75	18	2.1	0.1	0.8	2.1	3	0.05	0.06	6	9	0.6	0.35
	豆角	96	126	30	2.5	0.2	2.1	4.6	33	0.05	0.07	18	29	1.5	0.54
	豌豆（带荚）	42	439	105	7.4	0.3	3.0	18.2	37	0.43	0.09	14	21	1.7	1.29
根茎类	芋艿	78	247	59	1.2	0.2	1.1	13.1	3	0.02	0.02	7	4	0.6	0.34
	茉蓝	78	126	30	1.3	0.2	1.3	5.7	3	0.04	0.02	41	25	0.3	0.17
	甘薯（白心）	86	435	104	1.4	0.2	1.0	24.2	37	0.07	0.04	24	24	0.8	0.22
	甘薯（红心）	90	414	99	1.1	0.2	1.6	23.1	125	0.04	0.04	26	23	0.5	0.15
	胡萝卜（橙）	96	155	37	1.0	0.2	1.1	7.7	688	0.04	0.03	13	32	1.0	0.23
	凉薯	91	230	55	0.9	0.1	0.8	12.6		0.03	0.03	13	21	0.6	0.23
	白萝卜	95	84	20	0.9	0.1	1.0	4.0	3	0.02	0.03	21	36	0.5	0.30
	马铃薯	94	318	76	2.0	0.2	0.7	16.5	5	0.08	0.04	27	8	0.8	0.37
	藕	88	293	70	1.9	0.2	1.2	15.2	3	0.09	0.03	44	39	1.4	0.23
	山药	83	234	56	1.9	0.2	0.8	11.6	7	0.05	0.02	5	16	0.3	0.27

食物类别	食物名称	食部/%	能量/kJ	能量/kcal	蛋白质/g	脂肪/g	膳食纤维/g	糖类/g	视黄醇当量/μg	硫胺素/mg	核黄素/mg	维生素C/mg	钙/mg	铁/mg	锌/mg
根茎类	芋头	84	331	79	2.2	0.2	1.0	17.1	27	0.06	0.05	6	36	1.0	0.49
	春笋	66	84	20	2.4	0.1	2.8	2.3	5	0.05	0.04	5	8	2.4	0.43
茎,叶,苔,花类蔬菜	菠菜(赤根菜)	89	100	24	2.6	0.3	1.7	2.8	487	0.20	0.18	82	411	25.9	3.91
	菜花	82	100	24	2.1	0.2	1.2	3.4	5	0.03	0.08	61	23	1.1	0.38
	大白菜(青白口)	83	63	15	1.4	0.1	0.9	2.1	13	0.03	0.04	28	35	0.6	0.61
	小白菜	81	63	15	1.5	0.3	1.1	1.6	280	0.02	0.09	28	90	1.9	0.51
	大葱	82	126	30	1.7	0.3	1.3	5.2	10	0.01	0.12	8	24	...	0.13
	大蒜	85	527	126	4.5	0.2	1.1	26.5	5	0.04	0.06	7	39	1.2	0.88
	蒜苗	82	155	37	2.1	0.4	1.8	6.2	47	0.11	0.08	35	29	1.4	0.46
	茴香菜	86	100	24	2.5	0.4	1.6	2.6	402	0.06	0.09	26	154	1.2	0.73
	茭白	74	96	23	1.2	0.2	1.9	4.0	5	0.02	0.03	5	4	0.4	0.33
	金针菜	98	833	199	19.4	1.4	7.7	27.2	307	0.05	0.21	10	301	8.1	3.99
	韭菜	90	109	26	2.4	0.4	1.4	3.2	235	0.02	0.09	24	42	1.6	0.43
	芦笋	90	75	18	1.4	0.1	1.9	3.0	17	0.04	0.05	45	10	1.4	0.41
	芹菜茎	67	84	20	1.2	0.2	1.2	3.3	57	0.02	0.06	8	80	1.2	0.24
	花叶生菜	94	54	13	1.3	0.3	0.7	1.3	298	0.03	0.06	13	34	0.9	0.27
	茼蒿	82	88	21	1.9	0.3	1.2	2.7	252	0.04	0.09	18	73	2.5	0.35
	雍菜	76	84	20	2.2	0.3	1.4	2.2	253	0.03	0.08	25	99	2.3	0.39
	莴苣笋	62	59	14	1.0	0.1	0.6	2.2	25	0.02	0.02	4	23	0.9	0.33
	西兰花	83	138	33	4.1	0.6	1.6	2.7	1 202	0.09	0.13	51	67	1.0	0.78
	苋菜(青)	74	105	25	2.8	0.3	2.2	2.8	352	0.03	0.12	47	187	5.4	0.80

食物类别	食物名称	食部/%	能量/kJ	能量/kcal	蛋白质/g	脂肪/g	膳食纤维/g	糖类/g	视黄醇当量/μg	硫胺素/mg	核黄素/mg	维生素C/mg	钙/mg	铁/mg	锌/mg
茎、叶、花类蔬菜	小葱	73	100	24	1.6	0.4	1.4	3.5	140						
	油菜	87	96	23	1.8	0.5	1.1	2.7	103	0.08	0.07	65	156	2.8	0.72
	圆白菜	86	92	22	1.5	0.2	1.0	3.6	12	0.03	0.03	40	49	0.6	0.25
瓜茄类	菜瓜	88	75	18	0.6	0.2	0.4	3.5	3	0.02	0.01	12	20	0.5	0.10
	冬瓜	80	46	11	0.4	0.2	0.7	1.9	13	0.01	0.01	18	19	0.2	0.07
	黄瓜	92	63	15	0.8	0.2	0.5	2.4	15	0.02	0.03	9	24	0.5	0.18
	苦瓜	81	79	19	1.0	0.1	1.4	3.5	17	0.03	0.03	56	14	0.7	0.36
	南瓜	85	92	22	0.7	0.1	0.8	4.5	148	0.03	0.04	8	16	0.4	0.14
	丝瓜	83	84	20	1.0	0.2	0.6	3.6	15	0.02	0.04	5	14	0.4	0.21
	西葫芦	73	75	18	0.8	0.2	0.6	3.2	5	0.01	0.03	6	15	0.3	0.12
	辣椒(头,青)	84	96	23	1.4	0.3	2.1	3.7	57	0.03	0.04	62	15	0.7	0.22
	茄子	93	88	21	1.1	0.2	1.3	3.6	8	0.02	0.04	5	24	0.5	0.23
	灯笼椒	82	92	22	1.0	0.2	1.4	4.0	57	0.03	0.03	72	14	0.8	0.19
	番茄	97	79	19	0.9	0.2	0.5	3.5	92	0.03	0.03	19	10	0.4	0.13
咸菜类	腌雪里蕻	100	105	25	2.4	0.2	2.1	3.3	8	0.05	0.07	4	294	5.5	0.74
	榨菜	100	121	29	2.2	0.3	2.1	4.4	83	0.03	0.06	2	155	3.9	0.63
	酱黄瓜	100	100	24	3.0	0.3	1.2	2.2	30	0.06	0.01		52	.7	0.89
	酱萝卜	100	126	30	3.5	0.4	1.3	3.2		0.05	0.09		102	3.8	0.61
	酱大头菜	100	151	36	2.4	0.3	2.4	6.0		0.03	0.08	5	77	6.7	0.78
	酱莴笋	100	96	23	2.3	0.2	1.0	3.1		0.06	0.05		28	3.1	0.42
菌藻类	海带	100	50	12	1.2	0.1	0.5	1.6		0.02	0.15		46	0.9	0.16
	金针菇	100	109	26	2.4	0.4	2.7	3.3	5	0.15	0.19	2		1.4	0.39

食物类别	食物名称	食部/%	能量/kJ	能量/kcal	蛋白质/g	脂肪/g	膳食纤维/g	糖类/g	视黄醇当量/μg	硫胺素/mg	核黄素/mg	维生素C/mg	钙/mg	铁/mg	锌/mg
菌藻类	口蘑	100	1 013	242	38.7	3.3	17.2	14.4		0.07	0.08		169	19.4	9.04
	木耳	100	858	205	12.1	1.5	29.2	35.7	17	0.17	0.44		247	97.4	3.18
	平菇	93	84	20	1.9	0.3	2.3	2.3	2	0.06	0.16	4	5	1.0	0.61
	香菇(干)	95	883	211	20.0	1.2	31.6	30.1	3	0.19	1.26	5	83	10.5	8.57
	银耳	96	837	200	10.0	1.4	30.4	36.9	8	0.05	0.25		36	4.1	3.03
	紫菜	100	866	207	26.7	1.1	21.6	22.5	228	0.27	1.02	2	264	54.9	2.47
水果类	菠萝	68	172	41	0.5	0.1	1.3	9.5	33	0.04	0.02	18	12	0.6	0.14
	草莓	97	126	30	1.0	0.2	1.1	6.0	5	0.02	0.03	47	18	1.8	0.14
	橙	74	197	47	0.8	0.2	0.6	10.5	27	0.05	0.04	33	20	0.4	0.14
	柑桔	77	213	51	0.7	0.2	0.4	11.5	148	0.08	0.04	28	35	0.2	0.08
	金桔	89	230	55	1.0	0.2	1.4	12.3	62	0.04	0.03	35	56	1.0	0.21
	梨	75	134	32	0.4	0.1	2.0	7.3		0.01	0.04	1	11		
	荔枝	73	293	70	0.9	0.2	0.5	16.1	2	0.10	0.04	41	2	0.4	0.17
	芒果	60	134	32	0.6	0.2	1.3	7.0	1342	0.01	0.04	23	微量	0.2	0.09
	中华弥猴桃	83	234	56	0.8	0.6	2.6	11.9	22	0.05	0.02	62	27	1.2	0.57
	西瓜	56	105	25	0.6	0.1	0.3	5.5	75	0.02	0.03	6	8	0.3	0.10
	哈蜜瓜	71	142	34	0.5	0.1	0.2	7.7	153	0.01	0.01	12	4		0.13
	蜜桔	76	176	42	0.8	0.4	1.4	8.9	277	0.05	0.04	19	19	0.2	0.10
	苹果	76	218	52	0.2	0.2	1.2	12.3	3	0.06	0.02	4	4	0.6	0.19
	葡萄	86	180	43	0.5	0.2	0.4	9.9	8	0.04	0.02	25	5	0.4	0.18
	红果	76	397	95	0.5	0.6	3.1	22.0	17	0.02	0.02	53	52	0.9	0.28
	柿	87	297	71	0.4	0.1	1.4	17.1	20	0.02	0.02	30	9	0.2	0.08

食物类别	食物名称	食部/%	能量/kJ	能量/kcal	蛋白质/g	脂肪/g	膳食纤维/g	糖类/g	视黄醇当量/μg	硫胺素/mg	核黄素/mg	维生素C/mg	钙/mg	铁/mg	锌/mg
水果类	酸枣	52	1163	278	3.5	1.5	10.6	62.7		0.01	0.02	900	435	6.6	0.68
	桃	86	201	48	0.9	0.1	1.3	10.9	3	0.01	0.03	7	6	0.8	0.34
	香蕉	59	381	91	1.4	0.2	1.2	20.8	10	0.02	0.04	8	7	0.4	0.18
	杏	91	151	36	0.9	0.1	1.3	7.8	75	0.02	0.03	4	14	0.6	0.20
	鸭梨	82	180	43	0.2	0.2	1.1	10.0	2	0.03	0.03	4	4	0.9	0.10
	椰子	33	967	231	4.0	12.1	4.7	26.6		0.01	0.01	6	2	1.8	0.92
	樱桃	80	192	46	1.1	0.2	0.3	9.9	35	0.02	0.02	10	11	0.4	0.23
	柚	69	172	41	0.8	0.2	0.4	9.1	2	0.02	0.03	23	4	0.3	0.40
	枣	87	510	122	1.1	0.3	1.9	28.6	40	0.06	0.09	243	22	1.2	1.52
	枣(干)	80	1 105	264	3.2	0.5	6.2	61.6	2	0.04	0.16	14	64	2.3	0.65
坚果类	核桃	43	1 368	327	12.8	29.9	4.3	1.8		0.07	0.14	10			
	花生(炒)	71	2 464	589	21.9	48.0	6.3	17.3	10	0.13	0.12		47	1.5	2.03
	栗子	80	774	185	4.2	0.7	1.7	40.5	32	0.14	0.17	24	17	1.1	0.57
	南瓜子(炒)	68	2 402	574	36.0	46.1	4.1	3.8		0.08	0.16		37	6.5	7.12
	松子仁	100	2 920	698	13.4	70.6	10.0	2.2	2	0.19	0.25		78	4.3	4.61
	西瓜子(炒)	43	2 397	573	32.7	44.8	4.5	9.7	2	0.04	0.08		28	8.2	6.76
	葵花子(炒)	52	2 577	616	22.6	52.8	4.8	12.5	5	0.43	0.26		72	6.1	5.91
	杏仁	100	2 149	514	24.7	44.8	19.2	2.9		0.08	1.25	26	71	1.3	3.64
	榛子(干)	27	2 268	542	20.0	44.8	9.6	14.7	8	0.62	0.14		104	6.4	5.83
畜肉及其制品	羊肉(肥瘦)	90	848	203	19.0	14.1	0.0	0.0	22	0.05	0.14		6	2.3	3.22
	羊肉(瘦)	90	494	118	20.5	3.9		0.2	11	0.15	0.16		9	3.9	6.06
	牛肉(肥瘦)	100	807	193	18.1	13.4		0.0	9	0.03	0.11		8	3.2	3.67

147

食物类别	食物名称	食部/%	能量 /kJ	能量 /kcal	蛋白质/g	脂肪/g	膳食纤维/g	糖类/g	视黄醇当量/μg	硫胺素/mg	核黄素/mg	维生素C/mg	钙/mg	铁/mg	锌/mg
畜肉及其制品	牛肉(瘦)	100	444	106	20.2	2.3		1.2	6	0.07	0.13		9	2.8	3.71
	香肠	100	2 125	508	24.1	40.7		11.2		0.48	0.11		14	5.8	7.61
	猪肝	99	540	129	19.3	3.5		5.0	4 972	0.21	2.08	20	6	22.6	5.78
	猪肉(肥瘦)	100	1 654	395	13.2	37.0		6.8	114	0.22	0.16		6	1.6	2.06
	猪肉(瘦)	100	598	143	20.3	6.2		1.5	44	0.54	0.10		6	3.0	2.99
	猪肉松	100	1 657	396	23.4	11.5		49.7	44	0.04	0.13		41	6.4	4.28
	猪小排	72	1 163	278	16.7	23.1		0.7	5	0.30	0.16		14	1.4	3.36
	猪血	100	230	55	12.2	0.3		0.9		0.03	0.04		4	8.7	0.28
禽肉及其制品	鸡腿	69	757	181	16.0	13.0		0.0	44	0.02	0.14		6	1.5	1.12
	鸡血	100	205	49	7.8	0.2		4.1	56	0.05	0.04		10	25.0	0.45
	土鸡	58	519	124	20.8	4.5		0.0	64	0.09	0.08		9	2.1	1.06
	肯德基(炸鸡)	70	1 167	279	20.3	17.3		10.5	23	0.03	0.17		109	2.2	1.66
	盐水鸭(熟)	81	1 305	312	16.6	26.1		2.8	35	0.07	0.21		10	0.7	2.04
	北京烤鸭	80	1 824	436	16.6	38.4		6.0	36	0.04	0.32		35	2.4	1.25
乳及乳制品	奶酪	100	1 372	328	25.7	23.5		3.5	152	0.06	0.91		799	2.4	6.97
	奶油	100	3 012	720	2.5	78.6		0.7	1 042	0.05			1	0.7	0.12
	全脂牛乳粉	100	2 000	478	20.1	21.2		51.7	141	0.11	0.73	4	676	1.2	3.14
	炼乳(罐头,甜)	100	1 389	332	8.0	8.7		55.4	41	0.03	0.16	2	242	0.4	1.53
	牛乳	100	226	54	3.0	3.2		3.4	24	0.03	0.14	1	104	0.3	0.42
	酸奶	100	301	72	2.5	2.7		9.3	26	0.03	0.15	1	118	0.4	0.53
禽蛋类	白皮鸡蛋	87	577	138	12.7	9.0		1.5	310	0.09	0.31		48	2.0	1.00
	红皮鸡蛋	88	653	156	12.8	11.1		1.3	194	0.13	0.32		444	2.3	1.01

食物类别	食物名称	食部/%	能量/kJ	能量/kcal	蛋白质/g	脂肪/g	膳食纤维/g	糖类/g	视黄醇当量/μg	硫胺素/mg	核黄素/mg	维生素C/mg	钙/mg	铁/mg	锌/mg
禽蛋类	松花(鸭)	90	715	171	14.2	10.7		4.5	215	0.06	0.18		63	3.3	1.48
	鸭蛋	87	753	180	12.6	13.0		3.1	261	0.17	0.35		62	2.9	1.67
	鸭蛋(咸)	88	795	190	12.7	12.7		6.3	134	0.16	0.33		118	3.6	1.74
鱼虾类	鳊鱼	59	565	135	18.3	6.3		1.2	28	0.02	0.07		89	0.7	0.89
	草鱼	58	472	113	16.6	5.2		0.0	11	0.04	0.11		38	0.8	0.87
	大黄鱼	66	402	96	17.7	2.5		0.8	10	0.03	0.10		53	0.7	0.58
	带鱼	76	531	127	17.7	4.9		3.1	29	0.02	0.06		28	1.2	0.70
	鲦鱼	61	490	117	19.9	4.2		0.0	12	0.02	0.07		63	1.0	1.07
	鲫鱼	54	452	108	17.1	2.7		3.8	17	0.04	0.09		79	1.3	1.94
	鲑鱼	61	433	104	17.8	3.6		0.0	20	0.03	0.07		53	1.4	1.17
	马面豚(橡皮鱼)	52	347	83	18.1	0.6		1.2	15	0.02	0.05		54	0.9	1.44
	鲈鱼	58	439	105	18.6	3.4		0.0	19	0.03	0.17		138	2.0	2.83
	青鱼	63	485	120	20.1	4.2		0.2	42	0.03	0.07		31	0.9	0.96
	黄鳍	67	372	89	18.0	1.4		1.2	50	0.06	0.98		42	2.5	1.97
	鲐鱼	66	649	155	19.9	7.4		2.2	38	0.08	0.12		50	1.5	1.02
	小凤尾鱼	90	519	124	15.5	5.1		4.0	14	0.06	0.06		78	1.6	1.30
鱼虾类	小黄鱼	63	414	99	17.9	3.0		0.1		0.04	0.04		78	0.9	0.94
	银鱼	100	497	119	17.2	4.0		0.0		0.03	0.05		46	0.9	0.16
	海蜇皮	100	137	33	3.7	0.3		3.8		0.03	0.05		150	4.8	0.55
	螺蛳	37	248	59	7.5	0.6		6.0		微量	0.28		156	1.4	10.27
	乌贼(鲜)	97	351	84	17.4	1.6		0.0	35	0.02	0.06		44	0.9	2.38
	基围虾	60	423	101	18.2	1.4		3.9	微量	0.03	0.06		36	2.9	1.55

食物类别	食物名称	食部 /%	能量 /kJ	能量 /kcal	蛋白质 /g	脂肪 /g	膳食纤维 /g	糖类 /g	视黄醇当量 /μg	硫胺素 /mg	核黄素 /mg	维生素 C /mg	钙 /mg	铁 /mg	锌 /mg
鱼虾蟹类	梭子蟹	49	397	95	15.9	3.1		0.9	121	0.03	0.30		280	2.5	5.50
	河虾	86	368	88	16.4	2.4		0.0	48	0.04	0.03		325	4.0	2.24
	河蟹	42	431	103	17.5	2.6		2.3	389	0.06	0.28		126	2.9	3.68
	龙虾	46	377	90	18.9	1.1		1.0		微量	0.03		21	1.3	2.79
	虾皮	100	640	153	30.7	2.2		2.5	19	0.02	0.14		991	6.7	1.93
油脂类	豆油	100	3 761	899		99.9		0.0			微量		13	2.0	1.09
	猪油（炼）	100	3 753	897		99.6		0.2	27	0.02	0.03				
调味品	豆瓣辣酱	100	247	59	3.6	2.4	7.2	5.7	417	0.02	0.20		207	5.3	0.20
	花生酱	100	2 485	594	6.9	53.0	3.0	22.3		0.01	0.15		67	7.2	2.96
	甜面酱	100	569	136	5.5	0.6	1.4	27.1	5	0.03	0.14		29	3.6	1.38
	酱油（浓）	100	264	63	5.6	0.1	0.2	9.9		0.01	0.05		30	3.0	1.12
	味精	100	678	162	40.1	0.2	0.0	0.0							
其他类	饼干	100	1 812	433	9.0	12.7	1.1	70.6	37	0.08	0.04	3	73	1.9	0.91
	江米条	100	1 837	439	5.7	11.7	0.4	77.7		0.18	0.03	0	33	2.5	0.84
	蛋糕	100	1 452	347	8.6	5.1	0.4	66.7	86	0.09	0.09	1	39	2.5	1.01
	面包	100	13.5	312	8.3	5.1	0.5	58.1		0.03	0.06	1	49	2.0	0.75
	蜂蜜	100	1 343	321	0.4	1.9		75.6			0.05	3	4	1.0	0.37
	巧克力	100	2 452	586	4.3	40.1	1.5	51.9		0.06	0.08		111	1.7	1.02
	白砂糖	100	1 674	400				99.9					20	0.6	0.06
	红糖	100	1 628	389	0.7			96.6		0.01			157	2.2	0.35
	藕粉	100	1 556	372	0.2		0.1	92.9			0.01		8	17.9	0.15
	粉皮	100	255	61	0.2	0.3	0.6	14.4		0.03	0.01		5	0.5	0.27
	粉丝	100	14.2	335	0.8	0.2	1.1	82.6		0.03	0.02		31	6.4	0.27